# ÉTUDE

SUR LES

# TROUBLES DE L'INTELLIGENCE

DES PENCHANTS

DE LA

SENSIBILITÉ ET DE LA MOTILITÉ

CHEZ LES ÉPILEPTIQUES

PAR

**Edmond PIVION**,

Docteur en médecine de la Faculté de Paris.

PARIS

V. ADRIEN DELAHAYE ET C^o, LIBRAIRES-ÉDITEURS

Place de l'École-de-Médecine.

1876

# ETUDE

SUR LES

# TROUBLES DE L'INTELLIGENCE

DES PENCHANTS, DE LA SENSIBILITÉ ET DE LA MOTILITÉ

CHEZ LES ÉPILEPTIQUES

# ÉTUDE

SUR LES

# TROUBLES DE L'INTELLIGENCE

DES PENCHANTS

DE LA

SENSIBILITÉ ET DE LA MOTILITÉ

CHEZ LES ÉPILEPTIQUES



PAR

**Edmond PIVION,**

Docteur en médecine de la Faculté de Paris.

PARIS

V. ADRIEN DELAHAYE ET C$^{e}$, LIBRAIRES-ÉDITEURS

Place de l'École-de-Médecine.

1876

# ÉTUDE
# SUR LES TROUBLES DE L'INTELLIGENCE
## DES PENCHANTS, DE LA SENSIBILITÉ
## ET DE LA MOTILITÉ
## CHEZ LES ÉPILEPTIQUES

---

## AVANT-PROPOS.

Voici quel a été le point de départ de cette étude :

Admis à fréquenter, pendant plusieurs années, les asiles d'aliénés, nous avons eu chaque jour l'occasion de constater la vérité de ces paroles du Dr E. Bouchut :

« Les névroses ne conservent pas toujours le même caractère pendant toute la durée de leur évolution. Elles se transforment et se métamorphosent souvent : de convulsives elles deviennent paralytiques ou douloureuses, et elles constituent des névroses mixtes. Une névralgie peut être remplacée par de l'épilepsie un peu plus tard suivie de démence. Il y a souvent chez le même sujet des névroses douloureuses qui sont en même temps convulsives et paralytiques (E. Bouchut, Path. gén.). »

Mais ces paroles s'appliquent surtout aux Épileptiques et M. A. Voisin a pu dire, que quand l'Épilepsie est confirmée, « elle est constituée par des attaques, des accès, des vertiges, des absences, *des troubles divers de la motilité et de la sensibilité*, *des phénomènes moraux et intellectuels* et par des intervalles de santé parfaite (art. Épilepsie, in dictionnaire de Jaccoud), » — Ce sont ces troubles qui feront l'objet de ce travail.

---

## INTRODUCTION.

Hippocrate, Celse, Galien, ainsi que leurs successeurs, connaissaient la plupart des affections décrites aujourd'hui sous le nom de névroses ; mais, pas plus que les premiers nosologistes Félix Plater, Sauvages, Vogel, Sagar, ils n'avaient songé à réunir ces différentes maladies pour en faire une classe à part. Il faut arriver jusqu'à Cullen pour voir les maladies nerveuses rapprochées l'une de l'autre pour constituer un groupe à part, la classe des névroses. L'Ecole de Broussais, dite physiologique, n'admettant pas l'existence du trouble des fonctions sans altération des organes, « sine materia », attaqua naturellement cette classe des névroses, telles que les définissait Cullen, « Sensus et motus læsi, sine pyrexia, sine morbo locali ». Pour certaines de ces affections on en est revenu à l'opinion de Broussais, qui rangeait toutes les maladies nerveuses sous la dépendance des phénomènes symptomatiques et sympathiques de l'inflammation. Néanmoins, il reste un certain nombre de névroses, dans lesquelles on est encore obligé d'admettre des troubles fonctionnels sans lésions appréciables et constantes des organes (1). Telle est l'Epilepsie, qui primitivement fut rattachée aux affections convulsives.

(1) Voir Béhier et Hardy. Traité de pathologie interne. Tome 3. Paris, 1875.

Hippocrate, décrivant le mal sacré, avait déjà signalé les liens intimes qui existent entre l'Epilepsie et la folie, et l'on sait du reste que, suivant l'Ecole hippocratique, une même affection peut produire des effets, des formes différentes de manifestation. C'est ainsi que nous voyons Baillou expliquer d'après Galien (De loc. aff. lib. III. c. 4) que la même humeur produit l'Epilepsie ou la mélancolie, selon la partie du cerveau sur laquelle cette humeur se porte (Cons. 38); et la manie, par la diffusion de la matière morbigène sur tout le cerveau (Cons. 1).

L. Duret soutenait que l'Epilepsie ne passe pas à la mélancolie par métaptose, et réciproquement, mais bien par épigénèse (In Hipp. coac. prænot, page 356). D'autres auteurs ont prétendu que la folie et l'Epilepsie pouvaient jouer, l'une par rapport à l'autre, le rôle de cause à effet. De nos jours encore, ne voit-on pas dans les ouvrages spéciaux qui traitent de l'aliénation mentale, l'Epilepsie signalée est décrite comme complication de la folie. «Mais, disait déjà Baillarger, je crois devoir faire remarquer que, si beaucoup d'Epileptiques deviennent aliénés, rien n'est plus rare que de voir des aliénés devenir Epileptiques ». (In Griesinger.)

Déjà, en 1850 le Dr Billod (Ann. Méd. psy. 1850), ddisait qu'il espérait démontrer que « les accès d'Epilep sie et de fureur sont deux formes d'accès du même mal, deux effets différents de la même cause, au lieu d'être unis entre eux par une relation de cause à effet». J. Falret admet « l'existence d'une folie ou d'un délire Epileptique ayant des caractères spéciaux, et l'on croit, ajoute-t-il, qu'il est possible de remonter, de la connaissance de ce délire, à celle de l'affection convulsive elle-même. Dès lors on ne considère plus le délire et la convulsion comme deux maladies distinctes mais comme deux manifestations d'un même état morbide, qui peuvent exister séparément ou simultanément, alterner ou se succéder à de courts intervalles, mais qui ont au fond la même signification pathologique. » (Arch. gén. de Méd. 1860 et 1861). En 1873, M. le Dr Lasègue demandait s'il était possible de caractériser l'Epilepsie délirante, il posait et limitait la question (Ann. Méd. psy. 1873). Enfin, en 1875, Maudsley, professeur de médecine légale à University Collége (Londres), dans un ouvrage fort bien fait, et sur lequel nous aurons plusieurs fois l'occasion de revenir, décrivait les convulsions mentales, manifestations de l'Epilepsie : « ... ainsi encore, dit-il, les convulsions cessent et l'insanité éclate, le transfert se faisant des centres de mouvement aux centres de l'esprit ; ou bien, inversement, l'apparition des convulsions peut être la terminaison d'une attaque de folie » (1).

Nous voici donc revenus à la manière de voir de Galien, expliquée par Baillou ; les mots seuls sont changés, les théories humorales d'un autre âge n'ayant plus cours dans la science. Trousseau, Herpin (de Genève), Morel (de Saint-Yon), MM. Delasiauve et Moreau (de Tours), dans leurs remarquables travaux, ont puissamment contribué à vulgariser les particularités du mal comitial. Disons enfin que M. Axenfeld a rangé l'Epilepsie parmi les névroses générales ou complexes, c'est-à-dire pouvant se traduire non-seulement par des troubles de la motilité, mais aussi par des

(1) Mandsley, Crime et folie. Paris, 1875.

désordres du côté de l'intelligence, de la volonté et de la sensibilité (1).

Ce sont ces différents troubles que nous nous proposons de passer en revue.

Nous étudierons : 1° les troubles de l'intelligence ; 2° les troubles des penchants ; 3° les troubles de la sensibilité, et 4° les troubles de la motilité volontaire dans leurs rapports avec l'Epilepsie, et dans cette étude nous suivrons la classification adoptée par S. Pinel dans sa pathologie cérébrale (Paris, 1844).

## Ire PARTIE.

### LÉSIONS DE L'INTELLIGENCE A L'ETAT D'EXALTATION.

*Manie.* — La manie est caractérisée par l'exaltation ou la perversion expansives des fonctions intellectuelles, de la sensibilité et de la motilité. On voit qu'ici déjà nous nous écartons de la manière de voir de S. Pinel, qui considérait le délire aigu, la manie et la fureur comme n'étant que des lésions de l'intelligence à l'état d'exaltation. Chacun de ces états a été décrit dans les rapports qu'il offre avec le haut mal dans les traités spéciaux et dans différents travaux ou thèses. C'est ainsi que nous citerons sur ce sujet les travaux de Haushatter, du Délire Epileptique (Th. de Strasbourg, 1853) ; de Cossy, Recherches sur le Délire aigu des Epileptiques (Paris, 1854) ; de Weyers (Délire Epileptique, thèse de Strasbourg, 1857) ; ceux de Guillermin, de la Manie Epileptique (th. de Paris, 1857) et de Cavalier (de la fureur Epileptique, th. de Montpellier, 1850).

(1) Axenfeld. Névroses, in path. Requin. Vol. IV, p. 555.

Les caractères de ce genre de folie ont très-bien été mis en relief par ces différents auteurs, et par tant d'autres qu'il serait trop long d'énumérer. Tous ont signalé l'invasion et la disparition brusques du délire général; la violence extrême de ces malades, qui, quoique plus agités, sont cependant moins incohérents que d'autres maniaques non épileptiques; l'amnésie, qui suit souvent l'attaque de délire. Mais ce qui mérite surtout d'être noté, chez ces malades, comme le fait observer Maudsley, c'est que les prodromes, les symptômes, la marche et la terminaison du mal sont chaque fois les mêmes, à chaque attaque de délire épileptique, Mais, sur quoi on n'a pas suffisamment appelé l'attention, à notre avis, c'est la relation qui peut exister entre l'apparition des symptômes convulsifs et des symptômes délirants.

En effet le délire et la manie peuvent se montrer en relation directe avec l'accès épileptique, dans certains cas, le précédant; dans d'autres cas, plus fréquents, le suivant immédiatement, la coma, une fois dissipé, toutefois. Déjà Esquirol faisait remarquer que, si les accès de ce que l'on a appelé le grand et le petit ma intellectuel, se montrent fréquemment après l'attaque convulsive (sur 400 épileptiques de la Salpêtrière, disait Esquirol, 50, au moins, sont maniaques après l'accès) il est très-rare de voir l'accès éclater avant l'attaque épileptique. Cependant le Dr Billod et J. Falret, entre autres, ont publié des observations où l'agitation maniaque est notée avant l'accès convulsif.

Si, souvent l'agitation maniaque succède à l'attaque convulsive, on peut voir dans certains cas la manie se substituer à l'épilepsie. « Furor magnum morbum solvit » disait Hippocrate (Hipp.; Epid.; II.), ou encore :

« Insania épilepsiam invadendi consuetudine familiarem solvit » (Prompt, de judicio), Baillou signale aussi la manie comme moyen critique de l'épilepsie : un épileptique, dit-il, souffrant de cruelles et fréquentes attaques, fut pris d'un accès de manie furieuse, et, depuis cette époque, le malade n'éprouva plus d'atteinte de la maladie (Cons. 33 Ball. op.) Les observations de ce genre ne sont pas rares dans la science. « Les épilepsies se transforment en manie » dit encore Joseph Frank. On peut consulter avec fruit les travaux de Falret, sur ce sujet, in Arch. gén. de Méd. année 1860.

L'épilepsie elle-même peut se substituer à la manie. Ainsi, Tissot cite l'observation d'une femme atteinte subitement, à la suite de frayeur, d'extinction de voix et de manie, chez qui le trouble mental fut remplacé par des attaques d'épilepsie. De même Dagonet et Renaudin ont vu le délire céder à la suite d'une attaque. Enfin, Addison et Howden ont montré qu'une crise périodique peut manquer, et être remplacée par un paroxysme de mélancolie ou de manie, paroxysme qui disparaît à la réapparition des crises nerveuses ou même sans cette réapparition. De plus, ils ont vu la guérison de la folie dater de l'apparition d'une crise d'épilepsie ; et d'un autre côté, des états habituels d'épilepsie ont disparu après le developpement d'une imbécillité mentale (*journal of mental science* 1867.

Soupçonnée par différents auteurs, l'épilepsie larvée doit à Morel (de St Yon) la place qu'elle occupe aujourd'hui dans la science mentale. Billod, J. Falret, Trousseau et Legrand du Saulle ont puissamment contribué à faire accepter cette maladie. Citons encore le Dr Delasiauve, qui lors de la discussion qui eut lieu en 1873, à la Société des sciences médico-psychologiques, résuma la question de l'épilepsie larvée, et apporta un grand nombre d'observations favorables à l'opinion de Morel. Notre ami le Dr Jannin a fait de l'épilepsie larvée le sujet de sa thèse inaugurale (Paris 1875). Enfin, disons que Maudsley, quand il décrit les convulsions mentales, se range entièrement à l'opinion du célèbre médecin de Saint-Yon, et reconnaît avec la plupart des aliénistes, que beaucoup, sinon tous les cas de manie transitoire ne sont autre chose que de l'épilepsie larvée. Cette épilepsie larvée peut dans certains cas être suivie d'épilepsie vraie, comme l'a montré le Dr Jannin dans son excellente thèse, que nous avons déjà citée, et où il a résumé l'état de la question. Qu'on nous permette à cette occasion de citer une observation de Morel (de St-Yon) où se trouvent réunis les phénomènes les plus saillants de l'épilepsie larvée.

Obs. I. — Mme X..., âgée d'environ 32 ans, causait, depuis quelque temps, de vives préoccupations à sa famille. Tour à tour, sans aucun motif, elle passe de la torpeur à des gaietés insolites, du calme à l'irritabilité, de l'indifférence à des tendresses exubérantes, du scrupule religieux à l'érotisme. La présence des étrangers ne la comprimait pas toujours. Seule, elle se parlait à elle-même, ou s'entretenait avec des êtres invisibles. Le jour, elle se croyait enveloppée d'une atmosphère lumineuse. Son sommeil, la nuit, était troublé par des rêves, des cauchemars, des visions terrifiantes. A l'improviste ou pour le plus insignifiant motif, elle entrait dans d'intolérables colères... Il lui arrivait même de voler des marchandises dans les magasins ou des fleurs dans les jardins publics. Au théâtre, ses rires et sa tenue excentrique provoquaient le scandale. Un soir qu'elle avait été contrainte de le quitter, elle se précipita rugissante sur son mari, qu'on dut soustraire à sa fureur. Etonnée de cette agression qu'elle ne s'expliquait pas, elle en donnait pour toute raison cette réponse : qu'on la faisait souffrir, qu'on lui arrachait le cœur, les entrailles, qu'on ne cessait de la tourmenter, de la vexer; qu'elle se plaindrait à la justice, qu'elle tuerait quelqu'un, qu'elle se détruirait ensuite. — Ces exacerbations se produisaient périodiquement.

... Ayant, dans une consultation, constaté la série de ces phénomènes, Morel crut voir dans leur mode d'apparition et leur enchaînement des indices formels d'épilepsie, qu'il résume ainsi : excitation périodique suivie de prostration et de stupeur; irascibilité extrême, exaltation de la sensibilité; impulsions violentes, subites et irrésistibles; tendances à l'homicide et au suicide; conceptions délirantes corrélatives à l'excitation cérébrale; idée exagérée des forces, des richesses, de la beauté, de l'intelligence; contraste des penchants érotiques et religieux; sensation d'une atmosphère lumineuse, insomnie, cauchemars, rêves épouvantables et hallucinations terrifiantes; obscurité graduelle du discernement et de la mémoire des faits accomplis dans les paroxysmes; même physionomie délirante à chaque recrudescence.

La malade entre à Saint-Yon; au bout de quelques jours, elle réclame impérieusement sa sortie. Quelques observations du médecin provoquent une telle explosion de colère qu'elle se jette sur les assistants, se roule, déchire, égratigne, etc.; A cette crise succède une effusion de larmes, puis une gaieté folle et la plupart des divagations habituelles. Cette fougue apaisée : « est-il possible, s'écrie-t-elle, n'ayant qu'un sentiment obscur de ce qui avait eu lieu, que j'aie fait des menaces de vous tuer, de me détruire et de dénoncer mon mari? » Elle promet de ne plus recommencer, serment vain! — Ce n'est pas tout, trois semaines après, à l'appel pressant de la supérieure, Morel accourt, et assiste à une formidable attaque d'épilepsie, qui se répète et fait place à un état de mal, dont ventouses et saignées ne triomphent qu'après une révolution de plus de 60 accès. Un côté resta paralysé pendant quelques jours, et cette grave perturbation sembla inaugurer une période plus calme.

Nous avons cité cette observation, non-seulement parce que c'est elle qui a été le point de départ de la conception de Morel (de St-Yon), mais encore parce qu'elle nous offre l'exemple d'un cas curieux où l'épilepsie arvée fut remplacée par de l'épilepsie vraie. Dans d'autres cas l'épilepsie larvée peut remplacer l'épilepsie vraie, nous avons déjà eu l'occasion de dire quelques mots plus haut de cette éventualité : on a même décrit la manie épileptique se produisant en dehors de tout accès convulsif : c'est à cet état que l'on a donné le nom d'épilepsie larvée maniaque, et c'est en considérant les cas de ce genre que le professeur Mandsley a été conduit a décrire les convulsions mentales. Depuis que l'attention a été attirée de ce côté, de nombreuses observations d'épilepsie mentale ont été produites, certains auteurs admettant l'absence des convulsions ; d'autres, au contraire, admettant des accès convulsifs nocturnes ou des vertiges, à la suite desquels se montrerait le délire. Nous pourrions citer entre autres cas bien nets d'épilepsie larvée le fait de Semelaigne (*Journal de Medecine mentale*, T. I, p. 47), nous préférons attirer l'attention sur un fait moins connu.

Ayant eu l'occasion de relire, il y a quelque temps, la psychologie morbide, notre attention a été frappée du cas du cardinal de Richelieu. Nous laissons la parole à M. Moreau (de Tours).

Obs. II. — Le cardinal de Richelieu. — Son frère aîné, Alphonse-Louis Duplessis, était un singulier homme... voyant qu'il n'était bon à rien, ses parents le firent homme d'Eglise... Une de ses visions était de se croire Dieu le père.

La sœur de Richelieu, qui épousa Urbain de Maillé, marquis de Brézé, était folle. Elle croyait avoir un derrière en cristal, ne voulait pas s'asseoir de peur de le casser, et le tenait soigneusement entre ses deux mains de peur qu'il lui arrivât malheur...

Le grand cardinal lui-même, malgré tout son talent, a eu de grands accès de folie : il se figurait qu'il était un cheval ; il sautait alors autour d'un billard en hennissant et faisant beaucoup de bruit pendant une heure et lançant des ruades à ses domestiques. Ceux-ci le mettaient ensuite au lit, le couvraient bien pour le faire suer, et quand le cardinal se réveillait, il n'avait aucun souvenir de ce qui s'était passé.

Le cardinal était, suivant l'expression usitée en Angleterre, d'un tempérament fou, mais de plus, ces excitations périodiques et l'amnésie notée ne méritent-elles pas d'être prises en considération pour faire rapprocher ce cas de l'épilepsie larvée?

Nous ne quitterons pas ce sujet sans signaler la violence des colères auxquelles sont fréquemment sujets les épileptiques en dehors de tout accès convulsif et en l'absence de tout délire appréciable. C'est ainsi que nous voyions dernièrement, à l'asile de Charenton, un malade C... atteint depuis longtemps du mal caduc. Un rien le fait entrer en fureur, la face devient pourpre, les yeux terribles. Il se trace un sentier dans un coin de la cour, et malheur au malade qui s'approche de lui, ou traverse son sentier : C... transporté par la colère, bondit en poussant des rugissements, et se précipite sur le malheureux à qui il cherche à faire un mauvais parti. — Ces colères violentes font partie du caractère des épileptiques, et, de tous les malades enfermés à Charenton, ils sont les plus redoutés, même en dehors du délire consécutif à leurs attaques. Faisons encore remarquer qu'il n'est pas rare d'observer ces épouvantables colères en dehors des asiles d'aliénés ; « cette fureur éclate même chez les épileptiques raisonnables » a dit Boileau de Castelnau. Qu'on nous permette de rapporter à ce propos l'observation suivante, citée par le Dr Bihorel (Th. de Paris, 1870), et rattachée à l'épilepsie.

Obs. III. — Un mari, depuis dix ans, s'abandonnait dans son ménage à de terribles emportements, qui n'avaient jamais éclaté au dehors. Pendant la belle saison, des amis se trouvaient chez lui à la campagne. On était assis sur le bord de la rivière. Tout à coup le maniaque entre en fureur; se ruant sur sa femme, et la saisissant par la chevelure, qu'il roule autour de son bras, il la traîne sur le sable de la terrasse. On frissonne, on l'entoure; c'est la victime qui le calme.

« Cela, dit-elle, dure depuis dix ans et arrive plusieurs fois la semaine. Plaignez-moi du présent plutôt que du passé; car mon plus grand malheur est que vous connaissiez aujourd'hui ce que j'étais si heureuse de vous cacher. »

Les accès, ajoute M. Trélat, allaient toujours se rapprochant et acquirent une telle intensité qu'il fallut placer le malade dans une maison spéciale où il mourut deux ans après.

Les hommes de génie eux-mêmes ne sont pas exempts : *Persons of eminent genius have been epileptic, but they are subject to fits of ingovernable passions* ( Burrow's Commentaries ). Du reste, Dryden n'a-t-il pas dit que les hommes de génie et les fous se tiennent de très-près ? et M. Moreau n'a-t-il pas cherché à démontrer dans sa psychologie morbide que le génie n'est qu'une névrose? (Paris 1859.)

*Monomanies.* — Jusqu'à présent nous n'avons considéré que les troubles de l'intelligence, à l'état d'exaltation de S. Pinel, dans lesquels le délire est général; nous nous occuperons maintenant du délire partiel, et nous passerons en revue certaines monomanies d'idées distinctes des monomanies de penchants.

Tous les auteurs modernes qui ont pris à tâche de décrire le caractère des épileptiques ont attiré l'attention sur la religiosité maladive que l'on remarque fréquemment chez les malades de cette catégorie, religiosité qui est d'autant plus remarquable qu'elle se rencontre souvent chez des sujets vicieux au suprême degré, et qu'elle fait plus contraste avec leur conduite habituelle. A un degré plus prononcé, cette religiosité maladive nous donne le délire mystique, la monomanie religieuse. Chaque époque a son délire prédominant: aussi c'est au moyen âge que nous remarquons surtout ce genre de folie, qui a pu se montrer d'une manière pour ainsi dire épidémique. Chaque page de l'histoire nous fournirait de nombreux exemples. Rappellerons-nous l'histoire de Madeleine de Cordoue? Le diable lui apparut plusieurs fois dans son enfance et lui enjoignit d'abord de se vouer à la vie dévote, puis de se crucifier. Elle obéit... depuis elle se nomme Madeleine de la Croix. Elle fut prise en 1543 d'attaques épileptiques. — Tout le monde connaît l'histoire des nonnes de Brigitte, des religieuses de Loudun; celle des Camisards (théâtre des Cévennes). L'hystérie et l'épilepsie peuvent seules, dit Calmeil, produire des accidents pareils à ceux qui ont été signalés chez les Camisards », et plus loin il ajoute: « Les camisards n'obéissaient qu'à un puissant délire. Nous pourrions encore citer comme exemple historique celui de Charles Quint, qui était épileptique et qui, vers la fin de sa vie, fut, ainsi qu'on le sait, atteint de mélancolie religieuse et se retira dans un couvent. Entre autres bizarreries, nous pourrions citer la répétition de ses funérailles qu'il fit célébrer à Saint-Just. La mère de Charles-Quint était Jeanne de Castille, dont la folie lypémaniaque dura un demi-siècle. Le père de Jeanne la folle était Ferdinand d'Aragon, qui mourut à 62 ans dans un état de mélancolie profonde, et dans un marasme qui le rendait à charge à lui-même et aux autres. Philippe II, petit-fils de Jeanne était, connu pour son caractère soupçonneux et sanguinaire.

De même que la folie religieuse, la démonomanie était très-fréquente dans un autre âge. Il faut lire à ce sujet les ouvrages si intéressants de Bodin (de la Démonomanie et des sorciers, Paris, 1582) et de H. Boguet (Discours des sorciers, Lyon 1603), et l'on reste convaincu que bon nombre de ces malheureux possédés n'étaient autre chose que des épileptiques hallucinés et délirants. «Nonnumquam in perversâ et falsâ suâ ideà eo excurrunt epileptici dementiæ, ut a dæmone sese obsessos sagisque vexari credant firmissimè «, disait Storck (præcep. med. pract). Forestus rapporte l'observation d'une femme épileptique, qui presque chaque nuit était tourmentée par des démons qui lui conseillaient de se jeter dans un puits, attendu qu'il ne lui restait aucune chance de salut pour son âme. De même Fernel raconte l'histoire d'un jeune gentilhomme épileptique : « ... On reconnut que c'était le diable qui était l'auteur de tout le mal, et l'épileptique l'affirma lui même, se tordant si l'on approchait de lui quelque objet consacré, et devenant furieux si on lui lisait les saintes écritures. » Une observation encore plus intéressante est celle d'Ernouf rapportée en détail par Calmeil (T. II, p. 143). De savants médecins de Paris avaient reconnu qu'il était atteint d'épilepsie, sujet à des visions et aux illusions de l'hypochondrie. Un soir, il avait failli se pendre chez sa mère en croyant céder à l'instigation de Satan. Le bailli chargé par le procureur fiscal, le 25 février 1669, de procéder à une information en règle, fait observer que « le diable a intérêt à ce que les maléficiés se tuent parce qu'il craint qu'ils ne dénoncent ses suppôts à l'autorité. »

Si le moyen âge avait ses folies religieuses, les croisades, en développant l'esprit chevaleresque et le poussant à ses dernières limites, firent naître un nouveau genre de folie, caractérisé par l'exaltation de la passion amoureuse idéale. Ce genre de monomanie ne paraît pas être le fait des épileptiques, chez qui l'on observe au contraire, fréquemment, l'érotisme et la nymphomanie. Peut-être cependant pourrions-nous faire rentrer dans la monomanie amoureuse, le cas de Pétrarque, qui, dit-on, était épileptique : tout le monde connaît la passion qu'il avait vouée à sa Laure, dont il chanta les charmes jusque dans son âge le plus avancé. On n'a pas oublié que le poëte fut trouvé mort dans sa bibliothèque, la tête penchée sur un livre.

*Hallucinations.* — Nous arrivons maintenant à parler des hallucinations, qui constituent un phénomène que l'on observe si fréquemment chez les épileptiques, et qu'il faut bien se garder de confondre avec les illusions sensorielles.

Ces hallucinations, dans leurs rapports avec le mal caduc, ont été signalées ponr la première fois par Arétée : « Il leur semble, dit-il, en parlant des épileptiques, qu'on les frappe, qu'on les roue de coups. » Depuis, nombre d'auteurs ont signalé et décrit ces hallucinations fréquentes chez les épileptiques et en ont produit de remarquables observations. Mais c'est surtout Herpin (de Genève) (*Accès incomplets d'ép.*, Paris, 1867) qui par son travail posthume a le plus contribué à en faire connaître les caractères : ces caractères sont souvent pour ainsi dire pathognomoniques. Ainsi nous nous souvenons d'une femme qui fut amenée, il y a quelques années à la Salpêtrière. Interrogée par M. Moreau, cette femme racontait que, deux ou trois jours auparavant, elle s'était vue transportée tout à coup chez le commissaire de police : là, elle avait assisté à un spectacle affreux : une femme gisait étendue, la tête séparée du corps et le sang coulait à flots des deux tronçons. Saisie d'horreur, elle s'était précipitée hors de chez elle, et c'est alors qu'elle s'était fait arrêter, dans un état d'agitation incroyable. De ces faits, M. Moreau concluait à l'épilepsie, et les renseignements fournis quelques jours après vinrent confirmer le diagnostic.

On peut observer chez les malades atteints de mal caduc des hallucinations de chacun des cinq sens, mais celles de la vue sont de beaucoup les plus fréquentes. Généralement elles sont en rapport avec les accès convulsifs et les vertiges : souvent elles les précèdent. On peut noter la brusquerie de leur invasion, leur peu de durée, leur caractère effrayant ; souvent elles se reproduisent invariablement les mêmes à chaque accès. « La femme d'un médecin, dit Herpin (de Genève), nous décrivait ainsi les siennes : le plus souvent elles sont horribles ou effrayantes, quelquefois seulement tristes : exemples : la vue d'une femme décapitée ; le spectacle d'une mère qui martelle la tête de son enfant ; la vue dans une rue d'un écriteau qui lui ordonne de se jeter sous les pieds des chevaux ; une corde suspendue pour la pendre ; son mari en criminelle conversation ». Nous devons encore noter ces sensations lumineuses subjectives qu'accusent les malades, qui quelquefois se croient environnés par les flammes. On a noté fréquemment la vision d'objets colorés en rouge, un nuage de sang qui passe devant ses yeux. Un épileptique voyait, à chaque accès, une vieille femme avec un châle rouge venir à lui, elle levait son bâton, le frappait à la tête et il tombait sans connaissance. Cependant les hallucinations de la vue n'ont pas nécessairement ce caractère dans l'épilepsie : « J'ai parmi mes clients, dit Conolly, un monsieur qui, sur le point de perdre connaissance, voit devant lui les plus jolis paysages. »

Les troubles, du côté de l'ouïe, ne sont pas rares : ils peuvent consister simplement dans des bourdonnements dans les deux oreilles ou dans une seule, survenant au début de l'attaque ; quelquefois, c'est un bruit semblable à celui d'un train sur un chemin de fer, ainsi que l'a noté Herpin. D'autres fois, les malades entendent des voix qui les insultent, les poussent au meurtre ou au suicide. Quelquefois enfin ces hallucinations de l'ouïe n'ont rien de pénible ni d'effrayant ; ainsi un épileptique de Bicêtre disait qu'il entendait la voix de son père qui l'appelait. Souvent les malades sont d'abord pris d'hallucinations de l'ouïe, et ce n'est que plus tard qu'ils arrivent à voir les personnes qui les insultent, ou qui disent simplement du mal d'eux.

Les hallucinations du sens du goût sont beaucoup plus rares, cependant différents auteurs ont noté que, dans certains cas, quelques épileptiques se plaignaient de mauvais goût dans la bouche ; c'est ainsi que Jos. Frank cite l'observation d'un enfant épileptique ayant des hallucinations du sens du goût et accusant une saveur douce avant l'accès.

Les hallucinations du sens de l'odorat paraissent se montrer moins rarement que celles du goût ; ainsi Herpin (*loc. cit.*, p. 107) en a rapporté quelques exemples : « Trois malades, dit-il, sentaient toujours leurs accès, complets ou incomplets commencer par une perturbation ou plutôt une hallucination de l'odorat. Deux d'entre eux percevaient une odeur agréable, toujours la même : c'était pour l'une, un parfum très-odorant qu'elle ne savait comparer à aucun autre connu ; pour l'autre, l'odeur ressemblait à celle de l'angélique ; la troisième éprouvait l'impression désagréable des tourteaux de noix... ».

Souvent l'on constate chez les épileptiques des hallucinations du sens du toucher : il leur semble qu'on les frappe, ainsi que le fait remarquer Arétée, qu'on les roue de coups. L'épileptique du Dr Grégory sentait la vieille femme au manteau rouge le frapper sur la tête avec sa canne.

Il est un autre phénomène qui mérite de fixer l'attention, c'est l'aura frigida de Galien, qu'Herpin (de Genève) a rencontré chez trois de ses épileptiques : « Les accès, dit-il, commençaient par la peau. Une demoiselle éprouvait dans les mains une sensation subite de froid qui se généralisait en s'accompagnant de frissons; ces malaises étaient très-caractérisés. Une autre jeune fille ressentait tout à coup du froid dans les fesses ; ce froid, suivi de chaleur, s'étendait graduellement. Enfin, chez un troisième, le sentiment de froid commençait par la figure. » (Ouvrage cité, p. 106.)

Les hallucinations des différents sens peuvent se combiner et même se trouver réunies chez un même malade; nous ne saurions mieux faire que d'en citer l'observation suivante, due au Dr Lélut, observation que nous résumons du reste :

Obs. IV. G..., 65 ans, cordonnier, admis le 1er mai 1828. Il y a 18 ans, la misère a rendu sa femme folle, et elle est restée en cette qualité à l'hospice de la Salpêtrière. En 1820, G... revenait de Montsouris ; il était, dit-il, bien portant, il n'avait pas bu. Il voit huit ou dix hommes qui le suivaient ; il les entend chanter et se range pour les laisser passer. Il tombe et se retrouve dans un corps de garde, avec une plaie profonde au-dessus du sourcil gauche, et dont on voit encore la cicatrice. On le transporte chez lui. Quelques jours après, on lui dit qu'il a indubitablement été frappé par les hommes qu'il a vus le suivre dans la plaine de Montsouris. Actuellement encore G... est persuadé qu'il a été suivi et frappé par des individus faisant partie d'une bande de voleurs, qui auraient commis beaucoup d'actions semblables, également restées impunies. A la suite de sa chute et de sa blessure, il a conservé longtemps une douleur dans le côté droit de la tête. Il ajoute que depuis deux ou trois ans, il lui arrivait souvent de voir les bords des ruisseaux, près desquels il passait, verts ou rouges, et que cela coïncidait avec de violents étourdissements.

Au mois d'août 1827, en rentrant chez lui un soir, il commence brusquement, pour la première fois, à entendre du bruit, des voix, qui le menacent de malheurs et l'effraient au point qu'il appelle un voisin et le prie de faire avec lui une perquisition dans les greniers pour y chercher les individus qu'il croit y avoir entendus. La perquisition est infructueuse. G... engage son compagnon à coucher dans sa chambre. Pendant la nuit, il entend encore les mêmes voix, mais son compagnon n'entend rien. Cela dura ainsi quatre mois; il entendait les voix jour et nuit. Au bout de ce temps, il vit, soit en tout, soit en partie, les individus qui parlaient. Ces personnes sont très-légères, comme faites de carton et remplies de vent, « et peut-être est-ce là leur nature. » Il y a huit jours, G... s'est laissé choir de son lit et s'est blessé à la main droite. G... sent ses persécuteurs le toucher, le pousser. L'haleine de ces personnes « sent réellement mauvais, elle lui infecte le nez » et la bouche, et il est obligé de se rincer cette dernière cavité tous les matins en se levant. (*Du Démon de Socrate*, p. 282 et suiv.).

Après avoir décrit les hallucinations, S. Pinel traite de l'extase, état nerveux caractérisé par une excitation cérébrale excessive, concentrée sur un seul objet réel ou imaginaire, avec fixité du regard et abolition passagère des sensations et des mouvements. L'extase diffère de la catalepsie en ce que dans cette dernière affection l'intelligence est abolie comme la sensibilité (Valleix). L'extase paraît s'être rencontrée rarement chez les épileptiques; cependant, il est deux extatiques célèbres dont on a voulu faire des épileptiques : nous voulons parler de Socrate et de Mahomet. Pour le premier, le haut mal ne peut être que soupçonné : Platon raconte que Socrate resta vingt-quatre heures à la même place, immobile, exposé à un soleil brûlant et livré tout entier aux profondeurs de l'intuition. Et le Dr Lélut (ouv. cité, p. 215) raconte que « Socrate eut des extases, presque des accès de catalepsie, ainsi que cela lui arriva au siége de Potidée et ailleurs. Bientôt ces extases prirent le caractère d'hallucinations plus tranchées et plus courtes, mais plus fréquentes ; hallucinations du tact général, soit intérieur, soit extérieur ; hallucinations de l'ouïe surtout, et probablement aussi de la vue. » Pour Mahomet, la chose est plus claire, et, ainsi que le dit Maudsley (p. 52, ouv. cité), il ne peut y avoir le plus léger doute, sauf pour les fidèles, que Mahomet dut à une attaque d'épilepsie sa première vision ou révélation, et que trompeur ou trompé, il tira avantage de cette infirmité pour se faire passer pour inspiré du ciel. Ses visions ont exactement le caractère de celles que, d'après l'expérience médicale, il est dans la nature de l'épilepsie de produire. Mohammed n'était pas un imposteur : il est avéré que la plupart de ses révélations se rattachaient à des états extatiques et à des accidents épileptiques auxquels le prophète était sujet depuis son enfance. « Un ange m'apparaît souvent, dit-il, sous forme humaine et converse avec moi ; souvent j'entends des sons semblables à ceux d'une coquille ou d'une cloche, et alors je souffre beaucoup. » Une tradition, provenant de la dernière femme de Mahomet, Ayéchah, témoigne de la corrélation existant entre les accidents épileptiques du prophète et ses révélations : il devenait extrêmement triste quand l'ange lui apparaissait. Par les froids les plus vifs, la sueur lui coulait du front, ses yeux s'enflammaient, et quelquefois il beuglait comme un jeune chameau. Cette même Ayéchah ayant été accusée d'adultère, le prophète eut une révélation d'en haut, proclamant l'innocence de sa femme : à la suite de cette vision, Mohammed avait éprouvé une crise nerveuse extraordinaire. Nous ne quitterons pas ce sujet sans rappeler l'opinion de Calmeil, qui a étudié ce sujet dans son livre de la folie : il voit dans les extatiques des maniaques toujours et quelquefois des hystériques et des épileptiques.

Nous ne nous arrêterons pas à décrire la manie chronique chez les épileptiques : cette affection est assez rare, en effet, et ne présente rien de particulier à noter. D'habitude la manie, en rapport avec les accès convulsifs, est souvent calmée le quatrième jour, comme le faisait remarquer Calmeil (Th. de Paris, 1824). Cependant, comme l'indique J. Frank, il est des maniaques chroniques qui peuvent éprouver çà et là des accès d'épilepsie. Nous dirons quelques mots de ce que Scipion Pinel appelait les lésions de l'intelligence à l'état d'affaiblissement.

### LÉSIONS DE L'INTELLIGENCE A L'ÉTAT D'AFFAIBLISSEMEMT.

*Mélancolie, lypémanie.* — « Melancholici plerumque consueverunt fieri epileptici, et epileptici melancholici, » disait déjà Hippocrate (Contract., p. 189). Lazare Rivière, cité par Boileau de Castelnau, reconnaît aussi que l'épilepsie engendre souvent la mélancolie, et il donne même une théorie : « Lorsque l'humeur se porte des ventricules sur la propre substance du cerveau, siége des fonctions principales » (Prax. med.). Nous avons déjà cité plus haut la manière de voir analogue de Baillou et de L. Duret. Maudsley a fort bien décrit ce genre de troubles chez les épileptiques; nous ne saurions mieux faire que de le citer pour donner une idée de la maladie. « Ceux qui en sont atteints, dit-il (ouv. cit., p. 227), deviennent tristes et moroses sans aucun motif extérieur; ils sont extrêmement tourmentés et se montrent très-irrités contre ceux qui les entourent; la mémoire est perdue; l'intelligence stupide; ils ne savent plus réunir et fixer leurs idées; ils sentent tristement qu'ils ne sont plus les mêmes et sont poussés à des actes étranges et à la violence par une force à laquelle ils ne peuvent résister. Accablés d'une anxiété ou d'une crainte vague, ils sortent de chez eux et errent dans les rues ou dans la campagne; toutes les idées pénibles qu'ils ont eues aux diverses époques de leur vie leur reviennent en mémoire et s'emparent d'eux; ils sont dominés par un sentiment vague d'angoisse et de terreur. Dans leur trouble et leur détresse, ils accusent leurs amis de leur en vouloir; ils se croient en butte à des persécutions qui n'existent que dans leur imagination malade, et c'est alors qu'ils accomplissent des actes criminels, le vol, l'incendie, le meurtre, le suicide... L'acte de violence une fois accompli, tantôt ils sont immédiatement soulagés, leur angoisse et le trouble indéfinissable de leurs idées se dissipent, ils reconnaissent ce qu'ils ont fait; tantôt, au contraire, ils demeurent dans un grand état d'exaltation, inconscients ou très-imparfaitement conscients de la gravité de leurs actes. Quand ils reviennent à eux, leur mémoire est incertaine et confuse, comme celle d'une personne qui se réveille d'un horrible cauchemar. » (Maudsley, de la folie épileptique.)

Nous croyons pouvoir rapprocher de ce tableau si saisissant tracé par le professeur Maudsley, l'histoire du fou de Saint-Omer, qui a si vivement préoccupé les esprits :

Obs. V. — Leprêtre, âgé de 35 ans, né à Fléchin (Pas-de-Calais), était lypémaniaque et avait été épileptique. En effet, à l'âge de sept ans, un chien s'était jeté sur lui pour le mordre, et depuis cette époque, Leprêtre avait des attaques d'épilepsie tous les quinze jours environ. A l'âge de 12 ans, il eut la petite vérole, et à la suite de cette fièvre éruptive, les accès convulsifs semblent avoir disparu. Il fit huit ans de service militaire, et pendant ce temps il semble n'avoir présenté aucun accident. Depuis, rentré chez lui, il était berger et se livrait journellement à l'eau-de-vie de grains et de betteraves, boisson fort en usage dans le pays (rappelons que ces eaux-de-vie contiennent de l'alcool amylique, substance toxique). En décembre 1874, il commença, d'abord la nuit, puis le jour, à se croire poursuivi par 3 hommes et une femme. Il les entendait dire : « Nous arriverons bien à le prendre ; plus tard, il arriva à reconnaître leurs figures. Il sautait alors de son lit et courait se cacher dans les champs. D'abord nocturnes, les mêmes attaques se produisirent plus tard pendant le jour. Ses compagnons conspiraient pour le faire mourir ; on leur avait donné de l'argent pour le mettre à mort ; sa mère était leur complice. Son ancien maître l'empêchait de se replacer et le faisait poursuivre partout ; on voulait même le forcer à débaucher quelque fille pour lui faire attraper cinq ans de prison ; on envoyait pour cela des demoiselles chez lui, mais il avait soin de se sauver. Quand on le conduisit à l'hôpital Saint-Louis, à Saint-Omer, il croyait que c'était pour le faire mourir. C'est pourquoi il s'échappa et monta sur les toits. Là, il avait peur de la foule et il entendait les soldats dire : « Descends, ou ne descends pas, tu y passeras tout de même. » Lors du séjour qu'il fit à Sainte-Anne, en 1875, interrogé sur la tentative d'évasion qu'il avait faite, et dans laquelle il s'était cassé la jambe, il répondait qu'il entendait une voix qui lui disait de se sauver, parce qu'on allait lui couper les parties. D'une intelligence bornée, Leprêtre avait donc eu dans sa jeunesse des attaques d'épilepsie ; plus tard, il avait fait des accès alcooliques, et, en outre, il était, selon toute apparence, onaniste. La forme de son délire et ses particularités nous autorisent, croyons-nous, à faire rentrer le cas de Leprêtre dans la mélancolie épileptique. Il faut du reste faire la part de l'alcoolisme chez un sujet prédisposé.

Dans un état de délire plus marqué encore, ces épileptiques mélancoliques, dont nous venons de parler, poursuivis par les idées terrifiantes les plus bizarres, en proie aux hallucinations les plus effrayantes, entendant quelquefois des voix qui leur ordonnent de ne pas bouger, sous peine de mort, peuvent rester là, insensibles à toutes les excitations ; c'est ce qui a pu les faire regarder comme des malades atteints de ce que l'on a appelé la stupeur stupide. Et cependant, l'intelligence, quoique profondément troublée, n'est pas éteinte, comme pourrait le faire croire un examen peu attentif. Mais une forme de stupeur que l'on rencontre beaucoup plus fréquemment chez les épileptiques, forme habituelle même, pouvons-nous dire, c'est celle où les laisse le coma, qui succède aux grandes attaques convulsives. Nous avons eu plusieurs fois l'occasion de noter cette stupidité qui succède aux accès du haut mal, et tous ceux qui ont observé des épileptiques ont eu l'occasion de la rencontrer. C'est, comme le dit Marcé, dans un mémoire lu à la Société des hôpitaux, un état particulier du système nerveux, caractérisé par l'engourdissement des facultés morales et intellectuelles, l'expression étonnée et hébétée de la face et des yeux, la lenteur et la difficulté des actes intellectuels et des fonctions musculaires. Nous trouvons bon nombre d'observations en rapport avec cet état, citées dans les travaux de Lallemand, Morgagni, Bouchet et Cazauvieilh, par exemple.

Mais il est un autre symptôme, beaucoup plus important peut-être, et qui n'avait pas échappé aux différents auteurs qui ont traité de l'épilepsie : c'est la démence simple survenant dans le cours de cette affection. « Rationem quoque usque eo morbus con« turbat et dejicit ut prorsùs denique infatuentur epi« leptici », disait déjà Arétée. De même : « In ence« phalo tantum sub in mutatur, ut ab unico paroxysmo « vehementer læsa, aut omnino deleta fuerit memoria, « natusve stupor, fatuitas » (de Haen, Prælect., t. III, p. 510), ou bien encore : « qui crebrius morbo (epilep« tico) tentantur stupidi et fatui fiunt » (Ch. G. Ludwig, Ins. med. clin.).

Les épileptiques peuvent présenter tous les degrés de la démence, depuis le simple affaiblissement de la mémoire jusqu'à l'abrutissement complet, comme celui dont M. Delasiauve s'est plu à rapporter de nombreux exemples : chez un de ses malades, par exemple, la stupidité était si grande que, dit l'auteur du traité de l'épilepsie, il ne saurait pourvoir à ses besoins et qu'on ne peut en tirer aucune parole. De même encore, Morel (de Saint-Yon) a fait remarquer que, dans la troisième période, ou période ultime de l'épilepsie, la maladie perd de plus en plus son caractère délirant, pour venir se fondre dans l'universalité des symptômes qui caractérisent la démence. Mais, si cet état de démence s'établit généralement après un nombre plus ou moins considérable d'accès, il ne faut pas oublier qu'elle peut se montrer après une seule attaque convulsive : ainsi Baader a vu un homme de cinquante ans qui, au premier accès d'épilepsie, perdit la mémoire et resta complètement fou. Même quand la démence est constituée, il ne faut pas encore désespérer des malheureux épileptiques : on en a vu, chose curieuse, recouvrer la raison, par suite de la disparition des attaques convulsives, ainsi que Valleix en a rapporté un exemple remarquable. Il s'agit d'une femme atteinte de démence par suite d'une épilepsie déjà très-ancienne ; les accès se suspendirent peu à peu, l'intelligence se rétablit et ce rétablissement durait depuis plusieurs années lorsque Valleix cessa de voir la malade. D'un autre côté, il n'est pas rare de voir, ainsi que l'ont montré les docteurs Addison et Howden des états habituels d'épilepsie disparaître par le fait du développement subit ou progressif de la démence.

Esquirol disait, en parlant du dément, par opposition à l'idiot qui fut toujours dénué : « c'est un riche à qui il reste des débris de son ancienne opulence ». Si l'épilepsie produit, pour ainsi dire fatalement, la démence chez l'adulte, au bout d'un temps plus ou moins long, rien n'est plus commun que de voir, chez les enfants, l'idiotie et l'imbécillité se montrer à la suite des attaques convulsives : ces manifestations quelquefois ne sont que passagères, se montrant à l'occasion de l'éruption des dents, de l'invasion d'une fièvre éruptive, de la présence de vers intestinaux, et sont dites alors éclamptiques ; mais, il n'est pas rare de voir les accès convulsifs se rapprocher, en même temps que leur violence augmente, et alors l'éclampsie passe à l'épilepsie vraie. Nombre de fois même, on a vu les attaques épileptiques disparaître, et ce n'est qu'au défaut d'aptitude que présente l'intelligence à se développer, qu'on peut soupçonner le passage de la terrible maladie. « Les convulsions sont le délire des enfants », disait Trousseau ; faisons remarquer qu'il en est chez eux comme chez les adultes : d'un côté les uns sont pris pour un rien de délire, d'un autre côté, certains enfants présentent à tout propos des convulsions : cette susceptibilité morbide indique toujours une prédisposition grave du système nerveux, et l'on doit toujours cembattre avec le plus grand soin les manifestations convulsives chez les enfants, de peur de laisser s'établir l'habitude épileptique. Pour notre compte, nous avons eu bien souvent l'occasion de vérifier l'exactitude des paroles du célèbre commentateur de Boerhaave, Van Swieten (Comm. de l'aphor. 1077 de Boerh.). « Multi »manserunt tota vita fatui, dit-il; et in nosocomiis plures »tales miseros vidi, qui a prima ætate stulti vixerant, »et omnes illi quorum historiam morbi a parentibus vel »consanguineis expiscari potui, erant epileptici antea ».

Mais ce n'est pas tout : tous ceux qui ont eu l'occasion d'observer un certain nombre d'épileptiques, ont remarqué combien étaient fréquentes chez ces malades les dégénérescences physiques. La plupart des épileptiques présentent des malconformations ou bien sont entachés de différentes diathèses. C'est ainsi qu'Hippocrate, cherchant à prouver que l'épilepsie n'est pas une maladie plus divine qu'une autre, disait qu'un épileptique naît d'un épileptique, comme un phthisique d'un phthisique, un bilieux d'un bilieux; et il faisait remarquer que cette affection convulsive se plaît chez les individus flegmatiques et n'atteint jamais les bilieux. De même J. Frank disait que si, à l'exemple des autres auteurs, il voulait admettre un tempérament épileptique, ce serait assurément le tempérament scrofuleux et rachitique. C'est ainsi encore que M. Axenfeld (in Path. Requin) fait remarquer que d'habitude l'épilepsie se rencontre chez les sujets grêles, délicats, lymphatiques et nerveux, et il signale comme causes prédisposantes les scrofules, le scorbut, la syphilis, etc... D'un autre côté, si Trousseau a démontré que souvent un phthisique donnait naissance à un asthmatique, et réciproquement, M. Moreau (de Tours), dans son excellent mémoire sur l'étiologie de l'épilepsie, signale l'affinité de l'affection tuberculeuse et de l'affection convulsive, et il cite de nombreuses observations à l'appui de sa manière de voir. On peut voir dans les cas qu'il cite toutes les imperfections physiques et morales que peuvent offrir ces malades atteints du haut mal. Nous possédons un certain nombre d'observations, recueillies à Bicêtre dans le quartier des épileptiques, alors que M. le Dr A. Voisin était chargé de ce service. Nous allons présenter un résumé succinct de quelques-unes d'entre elles.

Obs. VI. — Batifol, Joseph, ... ans, oncle épileptique, mort à Bicêtre. Epileptique lui-même, par suite de frayeur causée par un garde municipal à cheval. Tête assez bien conformée.

VII. — Bélidenty, Léon, 12 ans. Epileptique; idiotie; strabisme convergent; mal-conformation de la tête.

VIII. — Blamoutier, Louis, 13 ans. Epilepsie; idiotie; épulis de la gencive supérieure; tête bien conformée.

IX. — Blanc, Charles, 11 ans. Epilepsie; idiotie; hémiplégie droite; mal-conformation de la tête.

X. — Boin, ... ans. Epilepsie. Menteur, paresseux, querelleur. Deux condamnations.

XI. — Boudat, Léon, 16 ans. Affection nerveuse datant de la première enfance; accès épileptiques suivis de délire, terreurs, troubles de caractère avec conservation partielle de l'intelligence.

XII. — Bourguignon, Philippe, 10 ans. Epilepsie; idiotie; mal-conformation de la tête.

XIII. — Bresson, 10 ans. Epilepsie, 60 accès en deux jours; idiotie. En juin 1864, 95 accès diurnes et 89 nocturnes.

XIV. — Breuillot, Alfred, 12 ans. Epilepsie; idiotie.

XV.— Bugnon, Emile, 14 ans. Epilepsie; imbécillité; tremblement de la tête et des mains; strabisme convergent; deux pieds-bots; arrêté plusieurs fois pour vagabondage.

XVI. — Bourgeois, Ernest, 8 ans. Epilepsie; idiotie à la suite d'une fièvre typhoïde, à forme cérébrale; vagabond, arrêté et ramené plusieurs fois à ses parents. Rares accès convulsifs.

XVII.— Buisson, Antoine, 7 ans et demi. Epilepsie; idiotie faible; mouvements choréiformes; impatience; irritabilité extrême; strabisme convergent.

XVIII. — Calliavet, Alphonse, 6 ans. Accès épileptiformes; idiotie; scrofules; macrocéphalie; voûte palatine profonde; mauvais instincts.

XIX. — Capelle, Baptiste, 12 ans. Epilepsie; idiotie; hémiplégie droite; il vient des enfants incurables. « Il ne sent rien, dit-il, car il est comme mort. »

XX. — Cases, 4 ans. Enfant trouvé. Idiotie; accès convulsifs antérieurs; faiblesse paralytique de la jambe gauche; ophthalmie chronique; otite suppurée, etc.; obstiné, apathique.

XXI. — Chédhomme, Paul, 13 ans. Epilepsie; légère incohérence et bégaiement.

XXII. — Cholin, Désiré, 15 ans. Epilepsie; mauvais instincts; strabisme convergent; rhumatisme chronique; onanisme.

XXIII. — Clerc, J.-Baptiste, 9 ans. Epilepsie; idiotie; arrêté nombre de fois pour vagabondage; hydrocéphalie chronique; parle à peine, ne sait que prononcer des mots orduriers.

XXIV. — Coeffier, Charles, 13 ans. Epilepsie; idiotie.

XXV. — Dabout, Auguste, 11 ans. Epilepsie; idiotie; mauvais instincts; manie épileptique.

XXVI. — Delgorgue, Charles, 8 ans et demi. Epilepsie; idiotie; voûte palatine profonde; yeux proéminents; vision abolie à gauche; peu sûre à droite.

XXVII. — Delmon, Henri, 3 ans et demi. Épilepsie; idiotie; cécité et strabisme; né d'un accouchement difficile; déformation de la tête.

XXVIII. — Demouchaux, Valentin, 14 ans. Epilepsie; imbécilité; scrofules; céphalalgie habituelle.

XXIX. — Dracq, Anatole, 12 ans. Idiotie; épilepsie; convulsions dans l'enfance; paralysie du bras droit; strabisme; mal conformation de la tête.

XXX — Durand, Armand, 11 ans. Epilepsie ; idiotie ; scrofules et blépharite chronique.

XXI. — Fay, Auguste, 14 ans. Epilepsie ; à 9 mois, fièvre cérébrale ; à 20 mois, premier accès épileptique ; dents prognathes.

XXXII. — Mather, Laurent, 20 ans. Épilepsie ayant débuté à 14 ans à la suite d'une chute sur la tête. Bourdonnements dans les deux oreilles ; tremblements dans les membres supérieurs et inférieurs droits ; père mort d'apoplexie ; mère sujette aux migraines.

XXXIII. — Fritz, Jules, 4 ans. Epilepsie ; idiotie ; turbulence ; voûte palatine très-profonde ; mère épileptique.

XXXIV. — Gérôme, Charles, 6 ans. Epilepsie ; idiotie ; chorée et hydrocéphalie ; testicule gauche peu volumineux et seul descendu dans les bourses.

XXXV. — Gillot, Charles, 10 ans. Epilepsie ; idiotie ; faiblesse physique ; légère hémiplégie gauche ; plaques congénitales sur les membres et le tronc, rapportées à l'ichthyose ; agitation avant et pleurs après l'accès.

XXXVI. — Godet, Isidore, 12 ans. Épilepsie ; idiotie ; mauvais instincts ; dérobe ce qu'il trouve ; tête volumineuse ; ozène ; fréquemment épistaxis

XXXVII.— Grimouin, Félix, 6 ans et demi. Accès épileptiques ; idiotie ; hémiplégie droite ; paraplégie (convulsions dans les membres droits) ; deux pieds-bots (varus-équin) ; père alcoolique ; mère ayant eu 14 enfants, dont 10 morts en convulsions avant l'âge de 2 ans.

XXXVIII. — Guindor, Eugène, 14 ans et demi. Vertiges épileptiques ; imbécillité ; faiblesse physique ; malconformation de la tête.

XXXIX. — Henri, Auguste, 15 ans. Enfant trouvé ; épileptique et idiot.

XXXX. — Hurbe, Joseph-Paul, 9 ans, Convulsions à 4 ans. Epilepsie et imbécillité ; faiblesse paralytique de tous les membres.

XXXXI. — Jacquet, Arthur, 15 ans. Accidents cérébraux à l'âge de 3 ans ; rechute à 12 ans ; épilepsie ; arrêt de développement ; mauvais instincts ; onanisme ; menaces de mettre le feu ; de partir, etc.

XXXXII. — Lasalle, Louis, 11 ans. Enfant assisté, épileptique et teigneux.

XXXXIII. — Lavechef-Duparc, 6 ans et demi. Epilepsie simple; irritable et taquin deux jours avant l'accès; doux dans l'intervalle.

XXXXIV.— Lelièvre, F.-Charles, 5 ans. Epilepsie, idiotie; cécité et affections cutanées; ne parle pas; perversité d'instincts; onaniste.

XXXXV.—Martin, Charles, 13 ans. Epilepsie; imbécillité; souvent pleurs; indiscipline.

XXXXVI.—Montmayeur, Henri, 17 ans (ancien enfant assisté). Epilepsie; intelligence faible; hémiplégie incomplète à droite.

XXXXVII.—Moucherond, Fabien, 11 ans et demi. Epilepsie et idiotie; tête volumineuse; croûtes du cuir chevelu; strabisme convergent.

XXXXVIII. —Nigon, Nicolas, 13 ans et demi. Epilepsie et idiotie; nez large et aplati; ozène; a eu des convulsions à 18 mois; à 7 ans, première attaque; devient sombre et violent à la suite des accès; arrêté errant sur la ligne du chemin de fer de ceinture; mère morte phthisique.

XXXIX. — Philippe, Paul, 9 ans. Sourd-muet dès l'enfance; frayeur d'un incendie à 3 ans, suivie de convulsions; tous les deux ou trois mois, hémiplégie gauche passagère; dents longues et larges, chevauchant les unes sur les autres.

XXXXX. — Richard, G.-Louis, 8 ans. Epilepsie et idiotie congéniales; pupilles inégales et strabisme convergent; tête petite, vieillotte; onanisme.

XXXXXI. – Rousset, Victor, 12 ans et demi. Epilepsie; quelquefois légers troubles; hallucinations; légère hémiplégie droite; scrofuleux; tête volumineuse.

XXXXXII.—Tessier, Alfred, 7 ans. Epileptie et idiotie; hydrocéphalie; pieds petits et ramassés (pied-bot, varus à droite); pénis et testicules très-développés; voûte palatine profonde; dents mal plantés et chevauchant les unes sur les autres; enfant abanonné.

XXXXXIII. —Verdier, Edouard, 12 ans. Epilesie depuis 5 ans; imbécillité; somnambule; mauvais instincts; onanisme; frère non épileptique, mais muet, sans être sourd.

XXXXXIV. — Wagner, Camille, ... ans. Epilepsie; faiblesse mentale; grandes attaques suivies de délire; hémiplégie droite.

Cette liste, un peu longue peut-être, était nécessaire pour nous faire concevoir la physionomie propre aux malades atteints d'épilepsie héréditaire ou congéniale. Quant aux conditions étiologiques, disons que M. A. Voisin sur 95 épileptiques a noté que 12 avaient des antécédents scrofuleux et tuberculeux francs ; 12 avaient des ascendants morts d'alcoolisme chronique, ou sujets avant leur mariage à des habitudes alcooliques invétérées ; deux fois la conception avait eu lieu en état d'ivresse ; et enfin, on a pu constater dans 41 cas des antécédents névrosiques : chorée, hystérie etc...

Un grand nombre de ces malades ne sont enfermés à Bicêtre qu'après avoir passé par la prison des jeunes détenus, où ils s'étaient fait placer pour vols ou pour vagabondage. Cette classe de malades se fait remarquer par l'absence du sens moral, qui coïncide presque toujours avec des signes de dégénérescence physique et intellectuelle. C'est ce qui faisait dire à Thomson (*Journal of mental science*, vol. XV. p. 487) qu'après 18 ans de séjour dans les prisons et d'expérience des criminels, il n'hésitait pas à affirmer que les 9/10 d'entre eux sont d'une intelligence au-dessous de la moyenne, mais que tous sont excessivement rusés.

Nous ne voulons pas quitter l'étude des troubles de l'intelligence chez les épileptiques, sans dire quelques mots d'un genre de folie caractérisé par des alternatives de dépression mélancolique et d'excitation plus ou moins marquée, que peuvent présenter ces malades : c'est la folie circulaire signalée par Falret et décrite par Baillarger sous le nom de folie à double forme. Le Dr Fabre (de Vaucluse) a fait dernièrement une étude de ce symptôme dans la paralysie générale et il lui donne le nom de folie paralytique circulaire (*Ann. Méd. phy.* mars 1874). Tous ceux, qui ont eu l'occasion d'observer dans les asiles, ont pu reconnaître combien cette forme de délire était fréquente chez les épileptiques. Il est commun en effet de voir, avant l'accès, les malades tristes et mélancoliques, puis, l'attaque finie, le coma dissipé, ces malades sont pris d'une excitation exubérante, ou bien quelquefois entrent dans une phase de bien-être, qui contraste avec la période de dépression qu'ils viennent de traverser. Qu'on nous permette de citer à ce propos une observation intéressante due au Dr Billod et rapportée par le Dr J. Falret (*Arch. gén. de Méd.* 1861).

Obs. LV. — M. G..., 54 ans, ecclésiastique, d'un tempérament nervoso-sanguin. Epileptique depuis près de vingt ans, entre à l'asile le 10 novembre 1855, offre l'exemple d'un état de folie en quelque sorte circulaire, consécutif à l'épilepsie. Par mois, deux à trois accès épileptiques complets. Chacune de ces périodes est précédée huit à dix jours à l'avance d'un délire mélancolique avec conceptions délirantes de persécutions et hallucinations de l'ouïe. Il récrimine contre le caractère outrageant, pour la morale et la religion, des paroles qu'il croit entendre. A la suite des accès d'épilepsie, après une sorte de stupeur et d'hébétude qui dure un ou deux jours, M. G... entre dans une phase de bien-être et de satisfaction indicibles. Il parle sans cesse de sa guérison, dont il tient à annoncer l'heureuse nouvelle à son évêque et à sa famille. Les hallucinations de l'ouïe persistent dans cette phase mentale ; mais ce sont plutôt des sons confus que des sons articulés. Cette phase de bien-être dure de douze à quinze jours et fait place ensuite à la phase contraire qui précède la période d'accès épileptiques, à laquelle elle succède à son tour. Les facultés intellectuelles de M. G... n'ont pas encore subi un affaiblissement proportionné à la durée de l'affection épileptique, mais le caractère devient de plus en plus susceptible et irritable.

Personne n'ignore que la paralysie générale, dans laquelle le Dr Fabre a décrit le délire circulaire, se traduit fréquemment par des attaques épileptiformes, et même que bon nombre d'observations attribuées à l'épilepsie larvée, par différents auteurs, ne sont que de la paralysie générale au début. Nous reviendrons sur ce point en parlant de la paralysie générale. Mais il est un autre état que l'on trouve fréquemment associé à l'épilepsie, c'est l'alcoolisme. Déjà, en 1818, Percy décrivait l'ivresse convulsive (Dict. des sciences méd.). Depuis le Dr Magnan, pour l'absinthisme, et le Dr A. Voisin pour l'alcoolisme, ont publié de remarquables études, qui ont jeté un grand jour sur la question de l'alcoolisme convulsif, c'est-à-dire de l'épilepsie alcoolique. Disons enfin que Morel (de St Yon) pensait que certaines folies, dites alcooliques étaient dominées par le tempérament épileptique. L'épilepsie peut dans certain cas succéder à l'intoxication aiguë par l'alcool : nous avons vu un jeune homme qui, à deux reprises différentes, à quelques mois, d'intervalle fut pris d'attaques épileptiques caractéristiques : dans les deux cas les attaques convulsives se produisirent au moment où l'on réveillait ce jeune homme du sommeil comateux dans lequel l'avait plongé l'eau-de-vie. — D'autres fois, l'épilepsie est symptomatique de l'alcoolisme chronique et se montre particulièrement après les écarts de régime. Disons enfin que l'épilepsie peut être en rapport avec l'absinthisme aigu et chronique : on peut lire dans Magnan deux observations remarquables : celle du porteur aux halles atteint de délire épileptique, et alcoolique absinthique ; il présentait du tremblement. devenait violent, se croyait poursuivi par des assassins, voyait des animaux autour de lui. — De même, celle du marchand de vin, qui n'est pas moins intéressante à cause de la filiation des accidents : ce malade présenta d'abord les symptômes de l'alcoolisme pur et simple; puis à la suite d'abus d'absinthe, il présenta des phénomènes épileptiques; enfin, des troubles mentaux, d'où séquestratiques; et ainsi trois fois de suite.

Voici un cas de délire curieux survenu chez un malade de Bicêtre, alcoolique chronique, présentant des attaques épileptiques et du délire consécutif, et qui présenta un assez grand nombre de rechutes :

Obs. LVI. — Ce malade racontait que dans son délire, consécutif à des excès de boisson et à des manifestations convulsives, il croyait habiter un autre monde, se trouver aux alentours des étoiles et avec le soleil, et converser avec des gens qu'il cherchait à convaincre de cette situation bizarre. Il croyait entrer avec sa mère chez un marchand de vin près du soleil. Là il voyait son verre plein de vin, et il disait que cela devait être bon; il lui semblait qu'il buvait, mais il ne sentait pas le goût. Le soleil le fixait pendant ce temps. Il était rond.

Valleix note que les hallucinations terrifiantes qui se développent chez les alcooliques peuvent déterminer une première attaque d'épilepsie (Dict. de diag. méd.). C'est ainsi que Tissot raconte qu'un maçon ayant rêvé qu'il allait être déchiré par un taureau furieux, qui le poursuivait, se réveilla en sursaut dans une agitation prodigieuse, et, un quart d'heure après, il éprouva une violente attaque d'épilepsie. Il est clair que ce maçon était un alcoolique, et que son cauchemar était simplement un prodrome de l'attaque convulsive qui allait éclater. Il est quelquefois assez difficile chez certains malades de faire la part des choses.

Obs. LVII. — D... Sébastien, 43 ans. Renvoyé, il y a quatre ans, du 48e de ligne comme épileptique. Ce malade n'avait aucun antécédant morbide, héréditaire; jamais il n'avait eu de convulsions, quand, étant en Algérie, dans les gorges de la Chiffa, il fit une chute ; la tête porta sur un rocher. Depuis cette époque, attaques convulsives qui se montraient d'abord une ou deux fois par mois, et sont toujours allées en se rapprochant. Mais nous devons considérer que cet homme, vieux soldat, était un ivrogne de profession. Il avoue des excès quotidiens d'eau-de-vie et d'absinthe, excès qu'il a commencés dès sa jeunesse et qu'il a continués depuis qu'il a quitté son régiment. Les excès alcooliques rapprochent les attaques et en augmentent l'intensité. Plusieurs fois, au sortir de ses accès, il s'est présenté chez des officiers supérieurs; fort exalté, il se fait fréquemment arrêter pour sa tenue incohérente. Tout nous porte à croire que chez D... le traumatisme de la tête n'a été que l'occasion des phénomènes convulsifs auxquels le préparaient de longue date ses excès.

Certains épileptiques connaissent parfaitement l'action de l'alcool. On connaît l'état d'angoisse où se trouvent certains malades dont, suivant leur expression, l'attaque ne sort pas : il en est qui, dans ces conditions pour faire éclater l'accès, prennent plusieurs verres d'absinthe ou d'eau-de-vie, ayant déjà eu l'occasion de constater l'efficacité de ce triste moyen.

## IIe PARTIE

### LÉSIONS DES PENCHANTS ET DES INSTINCTS.

*Hypochondrie.* Le diagnostic de l'hypochondrie, dit Valleix, ou mélancolie hypochondriaque, ne présente aucune difficulté, puisqu'il suffit de constater que le malade porte de faux jugements, sur l'état de sa santé soit qu'il s'imagine avoir des maladies dont il n'est nullement atteint, soit qu'il s'exagère outre mesure l'importance ou la gravité des souffrances ou de lésions réelles ». Plus loin l'auteur ajoute : « Toute l'importance de l'examen du médecin est dans la recherche de la nature idiopathique ou sympathique de l'hypochondrie ».

Certains auteurs ont admis dans leur classification une épilepsie vaporeuse ou hypochondriaque, dont les symptômes sont peu différents, ainsi que le fait remarquer le Dr Delasiauve dans son traité, des caractères que l'on assignait autrefois à l'épilepsie intestinale. Esquirol disait que presque toujours chez l'homme le délire se complique d'hypochondrie (ouv. cité p. 38). L'épilepsie étant presque toujours, sinon toujours, une affection mentale aussi bien que convulsive, il n'y a donc rien d'étonnant à ce que l'on trouve l'hypochondrie chez certains malades affectés du mal comitial. » « Dans certains cas, dit Renaudin, le malade (épileptique) est en proie à un délire hypochondriaque, il ressent au plus haut degré le désir excessif de la conservation et il réagit avec énergie contre les causes de destruction dont il se croit entouré, (Ann. méd. psy. 2e série t. II). » D'autres fois l'épileptique porte de faux jugements sur son état de santé dont il est sans cesse préoccupé :

Obs. LVII. — V... Charles-Marie, 23 ans, Bicêtre.

Père mort d'une attaque d'apoplexie ; mère morte d'une tumeur blanche suppurée du genou.

A l'âge de 13 ans, le malade a commencé à avoir des palpitations, qui, d'abord peu intenses, ont toujours été en augmentant. Maintenant, elles le prennent plusieurs fois par semaine, il perd un instant connaissance, tombe à terre et écume. Cicatrices sur le bord droit de la langue, ainsi que sur la bosse frontale droite. Il a remarqué que, quand il a bu du vin ou de l'eau-de-vie, ses étourdissements sont plus fréquents le lendemain. Il avoue se livrer à l'onanisme.

Il ne paraît pas avoir conscience de sa maladie, et tandis qu'il a été enfermé avec un certificat de la préfecture de police, portant qu'il a été arrêté dans un état de manie furieuse, le malade dit qu'il est venu à l'hôpital pour se faire guérir de ses palpitations, qui paraissent être son unique préoccupation.

Le cœur est déplacé; il bat dans le sixième espace intercostal (la pointe), à trois travers de doigt en dedans de la ligne mamillaire gauche. Les battements du cœur sont forts, réguliers. Pas de souffle. Thorax déformé à gauche, six cica tricese sangsues; pleurésie ancienne.

Un mois après son entrée, à la suite d'une attaque convulsive, se montre un délire assez intense. Entre autres choses: « Prenez mon pouls qui est si fort; nous sommes à la fin du monde. » Il se met alors à parler de la fin du monde, de la mort, de Dieu. « J'ai encore cinq minutes à vivre, dit-il; allez faire votre ouvrage, continue-t-il, en s'adressant aux assistants, et vous reviendrez de suite si vous voulez encore me voir. » Il refuse de boire, prétendant que la tisane qu'on lui donne est empoisonnée. Il revient sans cesse sur Dieu qui l'appelle et sur la mort qui va venir. « Bientôt, dit-il, vous ne me verrez plus, parce que j'ai plusieurs maladies mortelles. » Les jours suivants il refuse de manger, et quand on l'y engage, il répond invariablement: « Laissez-moi, je n'ai plus de dents, je vais mourir. » Ce délire continua ainsi un mois environ.

Au début donc, les palpitations étaient pour ainsi dire la seule manifestation du haut mal; plus tard et successivement, à ce phénomène morbide vinrent s'adjoindre la perte de connaissance et les convulsions, le délire furieux, et enfin la mélancolie hypochondriaque mélangée d'agitation.

Un autre épileptique, amené des enfants assistés à Bicêtre, à la suite d'une série d'attaques, répondait aux questions qu'on lui adressait : « Ne me demandez rien, je ne sens rien, je suis mort. » — J. Falret, cite une observation due au Dr Billod : « M. L..., ancien notaire, 49 ans, après les attaques présente du délire général, mais avec prédominance d'idées de persécution : il se plaint qu'il a les parties coupées ». Une femme de 30 ans, citée par Renaudin, à la suite d'une attaque de choléra très-grave, voit disparaître ses accès d'épilepsie. Mais dès lors il lui semble que quelque chose de vivant lui remue dans le ventre, et cette idée ne disparaît que par le retour des accès. Nous pourrions multiplier ces exemples curieux.

*Suicide.* — Si l'hypochondriaque fuit la mort qui l'effraye, il n'en est plus de même du fou suicide, qui cherche à échapper à une vie devenue insupportable par le fait des hallucinations terrifiantes et des idées désespérantes qui le hantent. Rappelez-vous les émotions du plus pénible rêve que vous ayez eu dans votre vie. « Eh bien, dit Maudsley (p. 220), à qui nous avons déjà eu l'occasion de faire de nombreux emprunts. Supposez qu'il ne s'agit pas d'un rêve; persuadez-vous que l'horrible cauchemar possède cet homme, et le domine, jour et nuit, sans cesse, sans même qu'il puisse concevoir un instant l'espoir du repos; et dites quel cri pourrait suffire à exprimer son angoise et son désespoir, si ce n'est le cri de la suprême agonie : « Mon Dieu, mon Dieu, pourquoi m'as-tu abandonné? » Dites-lui quel acte peut offrir la delivrance, si ce n'est le suicide?

J. Falret (Ann. méd. psy. janvier 1873) n'admet pas la nécessité d'accès convulsifs manifestes, pour que l'on puisse se croire autorisé dans certains cas à rapporter le suicide, aussi bien que le meurtre, du reste, ou le vol, à l'épilepsie. Il prétend que du moment où l'on rencontre des actes isolés, attentats contre les personnes, homicide, suicide, incendie, que rien ne semble avoir provoqués, et quand après un examen attentif et une recherche approfondie, on découvre qu'il y a perte de mémoire, après la perpétration de l'acte, avec périodicité dans la récurrence du même acte et courte durée du délire, on peut diagnostiquer l'épilepsie larvée.

*Homicide.* — Suivant le D^r^ Lunier (in Ann. médico.

psych.), il y aurait un nombre d'épileptiques proportionnel, 4 ou 5 fois plus grand dans les prisons que dans la vie libre, et presque tous condamnés pour meurtre. Cela du reste est conforme avec ce que nous avons déjà dit des criminels, à propos de l'idiotie et de l'imbécillité chez les épileptiques. De grands criminels n'étaient autre chose que des malades en proie au mal comitial : Pour le Dr Delasiauve, Bocarmé était un épileptique. De même, Papavoine, suivant Morel (de St-Yon), devrait être rattaché à la classe des fous épileptiques. — Enfin, Georget (Arch. gén. de méd. 1825), a rapporté longuement l'observation de Lecouffe, épileptique, faible d'esprit et halluciné, condamné à mort, et exécuté peu de temps après.

En dehors des cas où l'attaque épileptique a eu des témoins ou bien encore des cas où l'on connaît l'état d'épilepsie habituelle de l'accusé ; voici sur quels faits, d'après le professeur Maudsley, sur quoi le médecin légiste devra se baser pour conclure à la non-culpabilité d'un accusé, et imputer le meurtre à un état épileptique : absence de motif plausible, absence de préméditation, grande détermination et férocité extrême dans l'exécution, beaucoup plus de violence qu'il n'est nécessaire ; aucune dissimulation dans l'accomplissement du crime, et nul soin de se cacher après, indifférence absolue et absence de remords ; souvenir incomplet et seulement fragmentaire des faits ou même oubli total. — Notons une sensation subjective que l'on rencontre assez fréquemment, chez les épileptiques criminels, au moment où ils se sentent poussés à commettre un meurtre, c'est la vue d'un nuage de sang qui leur passe devant les yeux. Nous noterons enfin, que les tendances à l'homicide et au suicide se trouvent fréquemment associées chez un même malade épileptique. Morel (de St Yon), a rapporté de remarquables observations de cas de ce genre.

C'est encore en proie à des hallucinations, ou à des impulsions irrésistibles semblables à celles qui les entraînent au meurtre que les épileptiques peuvent en arriver à accomplir, ou chercher à accomplir certains actes, dont ils peuvent ne conserver absolument aucun souvenir : Ainsi :

Obs. LIX. — La femme C..., raisonnable d'habitude, quoique d'un caractère acariâtre, quitte une nuit son lit où elle était couchée auprès de son mari, et, sans provocation aucune, s'arme d'un couteau de cuisine et cherche à mutiler son époux. Celui-ci, voyant la figure effrayante de sa femme, s'enfuit en appelant du secours. Celle-ci, dans un état de fureur indescriptible, lutte avec ceux qui veulent se rendre maîtres d'elle. On y parvient enfin, non sans peine. Amenée à la Salpêtrière, et interrogée par nous sur la mutilation qu'elle a voulu faire subir à son mari, elle dit d'abord qu'elle ne se souvient de rien, puis nie énergiquement. Son mari dit qu'il n'a jamais constaté chez elle de convulsions, mais il ajoute qu'elle avait des absences, des lubies, et qu'elle était très-sujette à entrer pour un rien dans de violentes colères. Depuis elle a présenté plusieurs attaques caractéristiques du haut mal, avec violente excitation consécutive.

Il est un genre de délire encore plus curieux peut-être, que l'on peut rencontrer chez les épileptiques : c'est ce genre d'aliénations que les anglais appellent « Moral insanity » dans laquelle les malades se sentent invinciblement poussés à commettre des actions blamâbles ou criminelles, alors que leur conscience surnageant en quelque sorte au naufrage, leur permet d'apprécier à sa juste valeur l'acte que leur volonté est impuissante à les empêcher de commettre. « Je ne perds jamais connaissance, disait G... 47 ans, cité par J. Falret, et qui était épileptique, mais je me suis poussé malgré moi à faire une chose ou une autre.» — L'observation si curieuse du paysan Souabe (27 ans) due à Gall et rapportée par Esquirol (Mal. Ment. T. II, p. 831) est dans toutes les mémoires. Soumis dès son enfance au mal caduc, il éprouvait depuis 2 ans, au lieu de ses attaques, un penchant irrésistible pour le meurtre : « Ma mère, s'écrie-t-il d'une voix terrible, sauve-toi ou il faut que je t'étouffe ; » il sait parfaitement l'énormité du crime qu'il commettrait; c'est pourquoi, il demande qu'on le garrotte avant ses accès, qu'il sent venir du reste. La durée de l'accès est de 1 ou 2 jours; l'accès fini, il s'écrie : « Déliez-moi; hélas, j'ai bien souffert, mais je m'en suis tiré heureusement puisque je n'ai tué personne. »

*Pyromanie.* — Dans le même ordre d'idées, nous pou vons citer l'observation suivante de monomanie incendiaire, que nous empruntons à S. Pinel (ouv. cité, p. 329).

Obs. LX. — Une jeune fille qui, dès l'âge de 4 ans, avait eu quelques attaques d'épilepsie entre au service d'un paysan; elle avait 17 ans alors; elle entend constamment une voix qui lui crie de mettre le feu à la maison et de se détruire ensuite; elle hésite pendant plusieurs jours et succombe enfin à son impulsion et regarde avec plaisir l'incendie. Quelque temps après, elle met le feu pour la seconde fois; mais elle s'empresse de donner l'alarme, et essaie de se pendre. Sa détermination n'avait été provoquée par aucun motif : « c'était, disait-elle, quelque chose qui me poussait malgré moi à mettre le feu. »

Le Dr Delasiauve (*ann. méd. phy.* 1873, p. 162) rapporte le fait curieux d'un jeune homme atteint d'épilepsie larvée et qui présentait des impulsions incendiaires et des hallucinations de la vue. A la suite d'un traitement par le brômure de potassium, tous ces symptômes disparurent.

Obs. LXI. — Un exemple de pyromanie curieux, par la répétition du même fait, est celui qui amenait le 12 mai 1865, devant la cour d'assises de la Seine, le nommé Rolland, Eugène, 26 ans, accusé d'avoir commis 11 incendies chez des plâtriers et 2 tentatives. Faux témoignage dans une cour d'assises. Voici comment s'exprime un journal du jour : avant d'avoir entendu les réponses de l'accusé, en voyant ce que sa physionomie à d'étrange, la pâleur de son teint, la fixité de son regard, on se dit déjà qu'il y a chez lui quelque chose qui n'est pas ordinaire, et l'on se sent pris d'une certaine pitié pour cet accusé qu'on est porté à considérer comme malheureux, avant de savoir s'il est réellement coupable de la série de crimes qui lui sont reprochés. Il est âgé de 26 ans, il exerçait la profession de plâtrier aux environs de Paris. Il ne paraît nullement ému de la situation qui lui est faite, et il prend place sur le banc des accusés avec une indifférence qui démontre combien il comprend peu la gravité de l'accusation dont il est l'objet. — L'acte d'accusation porte que : « la multiplicité de ces crimes identiques et le doute sur le mobile qui les avait inspirés ont attiré l'attention sur l'état mental de l'accusé. » Rolland dit qu'il a reçu de l'argent du sieur Lantié pour mettre le feu chez les plâtriers et il dénonce comme ses complices les nommés Daude et Bouevet (allégations fausses). Il accuse Lantié d'être l'auteur de l'assassinat de Jollivet (dont les auteurs sont restés inconnus). — Tous les témoins représentent l'accusé comme un homme de la pire espèce, capable d'allumer des incendies par pure méchanceté, et disposé à faire tout le mal possible. — Il avait déjà subi deux condamnations à l'emprisonnement pour vol et pour coups volontaires. M. Lasègue dit que Rolland avait l'habitude des boissons alcooliques. — Enfin, sur le rapport de MM. Lasègue et Tardieu, l'acquittement fut prononcé et Rolland fut enfermé à Bicêtre, dans le service du Dr Berthier qui constata l'épilepsie chez ce pyromane.

Au lieu de ces impulsions au meurtre, au suicide, à l'incendie, la névrose épileptique peut quelquefois se traduire par une autre espèce de troubles dans les penchants, et se manifester par une propension irrésistible au vol ; c'est ainsi que les malades de cette classe pourront dérober des objets sans valeur, alors que rien dans leur position sociale ne peut motiver de pareils actes. Souvent même, ils ne peuvent s'expliquer les larcins et les vols qu'on leur reproche, dont ils n'ont pas conscience et dont ils n'ont gardé aucun souvenir. Lorsqu'on sait que l'on a à faire à un épileptique, que l'on constate un rapport entre les actes incriminés et les accès convulsifs, rien de plus simple. Mais il n'en est pas toujours ainsi, les accès convulsifs peuvent manquer ou du moins passer inaperçus, ce qui arrive plus souvent qu'on ne le pense, les accès se produisant souvent la nuit: alors on est obligé de prendre en considération les circonstances dans lesquelles s'est produit le délit; rechercher s'il y a périodicité. Citons l'observation suivante d'un cas curieux de kleptomanie: observation due à Legrand du Saulle.

Obs. LXII. — Jeune homme très-intelligent, appartenant à une famille d'un rang élevé. Il ne manque de rien et tous ses désirs sont comblés; il a des goûts aristocratiques et des habitudes mondaines.

Trois ou quatre fois l'an, il éprouve à l'estomac une sensation particulière, toujours identique, et dans l'espace de quelques secondes, il se sent envahi par une sorte de vapeur qu'il ne peut définir et son intelligence se trouble aussitôt. Lorsqu'il recouvre sa lucidité, au bout de quelques heures, et parfois d'un, de deux ou de trois jours, il est fort surpris de se trouver harassé de fatigue, très loin de chez lui, en chemin de fer, ou en prison, les vêtements en désordre, couvert de poussière ou de boue, ne se souvenant de rien de ce qui a pu se passer, et ayant dans ses poches : des porte-monnaie, des foulards, des porte-feuilles, des bijoux, des porte-cigares, des canifs, des couteaux, des dentelles, des billets de banque, de l'or, des sous, des lettres, du papier à cigarettes, des sondes en gomme, un hochet, une médaille de sauvetage, deux tabatières, un sifflet, des clefs et des cure-dents. Un commissaire de police qui a classé et numéroté tous les objets, l'interroge sur leur provenance, et le jeune homme balbutie et déclare en rougissant qu'il ne se rappelle de rien, qu'il vient d'avoir sa maladie et qu'il est bien malheureux.

La famille en pleurs intervient aussitôt, produit des pièces établissant que des faits analogues et tout aussi bien inexpliqués se sont déjà produits; que X... a volé dans les foules, à la sortie des théâtres, à son cercle, sur un bateau à vapeur, dans des hôtels ou dans les plus immondes réduits; et elle affirme que cela ne peut pas être une monomanie puisqu'il n'a ni conscience, ni souvenir de l'acte commis; et que cela ne peut être non plus le résultat d'un crime, puisque dans le milieu où il vit et dans sa position de fortune, ce crime serait d'une absurdité inadmissible : ce jeune homme d'ailleurs est d'une scrupuleuse droiture. M. Legrand du Saulle diagnostique l'épilepsie larvée.

Nous avons déjà eu l'occasion d'indiquer l'excitation génitale, qui fait en quelque sorte partie du caractère des épileptiques. Cette excitation se montre souvent plus prononcée dans la période qui précède les accès, et Morel (de St-Yon) a pu dire (Tr. des mal. ment., p. 698, Paris, 1860), en parlant des épileptiques : « ils ont frappé leurs femmes enceintes, porté la démoralisation dans leurs familles par la perversité de leur langage et l'immoralité de leurs actes » et « les femmes ont présenté peut-être plus de dangers encore que les hommes ; leurs tendances ont été poussées jusqu'à l'érotisme et la nymphomanie. Elles se sont livrées au premier venu. »

L'épilepsie peut encore déterminer d'autres troubles étranges des penchants et des instincts. Ainsi M. Delasiauve rapporte l'observation d'un enfant qui, soumis après l'accès aux impressions les plus étranges et trouvant à mentir un attrait invincible, se dit porté à frapper ses camarades dont les souffrances le délectent et consentirait à se nourrir des immondices qu'il les engage à lui apporter. » Combien de cas du même genre, plus bizarres les uns que les autres pourrions-nous citer! « C'est que, comme le dit Esquirol (T. Ier, p. 16), il est des aliénés dont le délire est à peine sensible; il n'en est pas dont les passions, les affections morales ne soient désordonnées, pervertiesou anéanties. »

Nous ne discuterons pas ici la part de responsabilité qui incombe aux épileptiques; en nous plaçant au point de vue qui a présidé à ce travail, nous en sommes arrivé à reconnaître avec M. Moreau (de Tours) « que presque en aucun cas, on ne saurait considérer les épileptiques comme jouissant du plein exercice de leur liberté morale. » (Ann. Méd. ps. 1844, p. 99). Quant à faire du crime, avec Maudsley, une névrose héréditaire, rappelons que cette question a déjà préoccupé les philosophes et les médecins de tout temps : Hippocrate était déjà favorable à la thèse soutenue par le professeur de médecine légale à University-College. et avant Hippocrate, un des disciples de Pytagore, Timon de Locres, prête à son maître le langage suivant : « Nos dispositions à la vertu et au vice, comme à la santé et à la maladie, viennent plutôt de nos parents et des principes dont nous sommes composés, que de nous-mêmes ».

## IIIe PARTIE.

### LÉSIONS DE LA SENSIBILITÉ ET DES SENS.

*Illusions.* — C'est surtout à Herpin (de Genève) que l'on doit une connaissance plus complète des troubles de la sensibilité par perversion que l'on peut rencontrez chez les épileptiques. Souvent les illusions sensorielles se montrent comme prodrome immédiat de l'attaque d'épilepsie, d'autres fois elles ne se produisent qu'après l'accès; dans d'autres cas enfin, elles coïncident avec un accès incomplet. Les illusions que l'on a signalées le plus fréquemment sont celles de la vue et de l'ouïe.

« Chez quatre patients, dit Herpin (de Genève) (p. 108, ouv. cité), il y avait, non plus des apparences lumineuses, mais de véritables perturbations de la vue. L'un voyait les objets multiples; pour un autre, ils se coloraient d'une manière étrange; un petit garçon de huit ans appelait ses éblouissements bleus; enfin une femme ne savait que nous dire : cela me fait drôle aux yeux ». Un malade de Bicêtre, D... Sébastien, atteint d'épilepsie alcoolique, dont nous avons déjà dit quelques mots, présentait à la suite de ses accès des troubles analogues à ceux que nous venons d'indiquer : autour de lui, tout, hommes et choses prenaient des proportions étranges, et *décrivaient une véritable fantasia*, suivant une expression qu'il avait rapportée d'Afrique, où il avait été soldat.

Herpin a également noté le tournoiement des objets chez dix épileptiques : « Un enfant, dit-il, s'écriait : Ah! maman! tout tourne, tout tourne... les chaises? je vais tomber. — Un autre fermait les yeux pour échapper à cette sensation. — Enfin un petit enfant voyait les objets disparaître en tournant.

Herpin cite encore entre autres faits curieux celui d'un malade qui, au moment où il allait perdre connaissance, sentait sa tête grossir démesurément; et plus loin, une jeune dame qui, au milieu d'un étourdissement initial, croyait sentir que l'objet qu'elle tenait à la main augmentait peu à peu de volume; et il ajoute qu'un jour, au moment où elle était prise d'un vertige, elle étendait la main sur une table pour y prendre une lettre qu'elle voulait jeter au feu, et elle y jeta une bouteille. Nous devons encore citer l'observation (18e p. 190 *loc. cit.*) d'une jeune personne de quatorze ans, dont parfois les yeux semblaient se dédoubler, et il lui semblait que jamais elle ne recouvrerait la vue simple. Enfin, « devant nous, dit encore Herpin, un patient, s'inclinant devant son frère, lui disait : « passez, madame ». — A la suite d'un vertige, un épileptique de Bicêtre disait au médecin qui l'observait : « je trouvais que vous aviez l'air d'un mort ».

Pendant notre passage à la Salpêtrière, dans le service de M. le Dr A. Voisin, nous avons suivi une malade qui attribuait sa maladie à une grande joie, et qui présentait des troubles singuliers. Voici son histoire en quelques mots :

Obs. LXIII. — L..., 24 ans, couturière. Convulsions à l'âge de 6 ans, ayant duré plusieurs heures. A 8 ans, elle faillit tomber dans un puits et fut bouleversée par la frayeur qu'elle en éprouva. Vers l'âge de 10 ans, la malade a commencé à ressentir plusieurs fois par mois des phénomènes qu'elle compare à une sensation de vapeur chaude, partant de la région péri-ombilicale, montant à la tête et suivie bientôt d'idées extravagantes concernant les personnes qui l'entouraient. Elle les entendait mal parler d'elle et elles cherchaient à lui faire dire le contraire de ce qu'elle voulait. Depuis cette époque, quand ces phénomènes vertigineux la prenaient, elle avait horreur de l'eau, se détournait du parapet quand elle était sur un pont ; même phénomène quand elle devait retirer de l'eau du puits. A 24 ans, 1re attaque convulsive ; c'est par suite, nous dit-elle, d'une grande joie et elle voit là la cause première de sa maladie. Elle avait couru chez des amis pour leur communiquer une lettre qui annonçait une bonne nouvelle ; toute joyeuse, elle avait fait le chemin en courant, avait rapidement gravi un escalier de quatre étages, quand, arrivée en haut, elle a été frappée instantanément, a été précipitée la face en avant, s'est blessée au front et s'est mordu la langue. La perte de connaissance a duré deux heures. Depuis elle est restée au plus 7 semaines sans avoir de grande attaque convulsive, elle en a jusqu'à deux en 8 jours. Cependant elle n'en a pas moins eu les mêmes accès incomplets qu'avant l'apparition des accès convulsifs. Cette malade se plaignait de céphalalgie habituelle. Soumise à un examen attentif, elle présentait alternativement : 1° des préludes, c'est-à-dire des sensations épigastriques ascendantes, sans perte de connaissance : elle avait alors, mais non constamment, ce qu'elle appelait ses *chimères* : elle voit les personnes qui l'entourent lui faire des grimaces, elles les entend faire des complots contre elle ; 2° des vertiges pendant lesquels la perte de connaissance est incomplète : on peut tirer d'elle, en l'interpellant vivement, quelques mots sans suite. La connaissance revient au bout de 10 minutes. Les *chimères* se montrent constamment dans cette forme d'accès, et toujours les mêmes ; 3° enfin on observe les accès convulsifs de l'épilepsie et qui ne présentent rien de spécial à noter. Ces différentes formes d'accès alternent plus ou moins régulièrement, et peuvent même se produire successivement le même jour. — Depuis son entrée la mémoire est devenue obtuse, la parole est embarrassée. Elle ne se mord plus la langue, mais la joue droite. Elle se plaint amèrement de son sort : elle est délaissée par sa famille. Les phénomènes sont toujours les mêmes pendant les accès incomplets ; et souvent, tandis que nous causions non loin d'elle de sujets complètement étrangers à sa personne, elle s'écriait : mais enfin, pourquoi me faites-vous des grimaces, pourquoi dites-vous du mal de moi ? — Outre sa céphalalgie habituelle, elle présente maintenant des douleurs dans le côté gauche de la tête, douleurs qui reviennent par secousses.

Il est encore d'autres illusions dues à des réactions viscérales : ainsi nous avons déjà parlé de l'observation rapporté par Renaudin, d'une femme chez qui les accès épileptiques avaient disparu à la suite d'une violente atteinte du choléra, et qui depuis ce temps sentait quelque chose de vivant qui remuait dans son ventre : cette sensation disparut par le retour des accès d'épilepsie. Signalons encore certains phénomènes particuliers que l'on pourra quelquefois noter chez les épileptiques. « Les illusions les plus extraordinaires, dit S. Pinel (p. 433, ouv. cité) chez les femmes aliénées sont celles fournies par les organes génitaux. Elles éprouvent toutes les sensations de l'union des sexes, se croient entre les bras d'un amant, d'un ravisseur. Il n'est pas rare que ces malades soient affectées de dartres, d'ulcérations ou de cancer du col de l'utérus. » Enfin, ce même auteur énumérant les symptômes qui peuvent se montrer après l'attaque d'épilepsie, dit encore : « L'intelligence a pu se troubler, la sensibilité se modifier. Dans quelques cas, il est survenu une horreur pour les liquides » (p. 403, ouv. cité).

On peut encore rencontrer chez les épileptiques des troubles de la sensibilité avec douleur. Trousseau, le premier, a signalé les rapports qui pouvaient exister entre le tic douloureux et le haut mal. Tout en disant qu'il n'y a peut être que simple coïncidence des deux névroses dans les exemples qu'il rapporte (*Clinique*, t. II, p. 155) il caractérise le tic douloureux qu'il décrit sous le nom de névralgie épileptiforme : on peut reconnaître cette affection à son siége ordinaire dans les branches du nerf trifacial ; elle est accompagnée le plus souvent de convulsions partielles ; elle est à peu près incurable, dit Trousseau ; enfin il constate son analogie avec l'aura épileptique. Cette affection dans certains cas se trouve manifestement liée à l'epilepsie : ainsi dans les deux exemples qu'il rapporte : « Je donnais des soins, dit Trousseau, à un collégue de province atteint de tic douloureux ; pendant bien des années nous luttâmes contre cette terrible affection, et dans les derniers temps de la vie du pauvre malade, il y eut de véritables accès d'épilepsie. Encore maintenant, ajoutait le professeur de clinique de l'Hôtel-Dieu, M. le Dr Beylard, mon ancien chef de clinique et moi, nous traitons un américain qui depuis plus de trois ans a des accès de névralgie épileptiforme horriblement douloureux, et des attaques comitiales bien caractérisées. »

Il est une autre affection sur la nature de laquelle on a beaucoup discuté et que Trousseau a également cherché à rattacher à l'épilepsie, nous voulons parler de l'angine de poitrine. « Il est, dit-il, une cause prédisposante, très-incontestable à mon avis que je n'ai cependant vue indiquée par personne, et que je vous ai déjà signalée, cette cause c'est l'épilepsie. En certains cas, et peut-être en un assez bon nombre, d'après ceux que j'ai pu observer, l'*angor pectoris* est une expression de cette redoutable et cruelle maladie, c'est alors une manière d'être de sa forme vertigineuse; c'est en deux mots une névralgie épileptiforme. » Elle en a l'invasion brusque, la marche rapide, la cessation soudaine, et comme j'ai eu occasion de vous le dire, il n'est pas très rare que des malades qui ont éprouvé autrefois des accès d'*angor pectoris* prennent plus tard de véritables attaques du mal comitial, de même que, chez d'autres, l'angine de poitrine a pu être autrefois précédée d'accidents épileptiformes bien nettement caractérisés. » Cette affection frappe presque toujours les individus qui ont dépassé l'âge adulte, aussi bien les hommes que les femmes. Heberden disait que l'angine de poitrine pouvait survenir dans la jeunesse, et Robert Hamilton, qu'elle ne paraissait pas même épargner l'enfance. Cette affection en outre est transmissible par hérédité et Hamilton raconte qu'un soldat qui était atteint d'angine de poitrine, lui assura que c'était une maladie de famille dont son père, ses deux frères et sa sœur avaient été affectés,

Demême que le tic douloureux et l'angine de poitrine, certaines névralgies ont pu être rattachées à la maladie sacrée. C'est ainsi qu'en 1866, M. le Dr Bernutz, publiait dans la *Gazette des hôpitaux*, un exemple remarquable de névralgie, avec phénomènes convulisfs se rattachant à l'épilepsie. De même un grand nombre d'auteurs ont aussi signalé la céphalalgie chez les épileptiques ; et c'est à tort, selon nous qu'on a voulu rattacher la céphalalgie habituelle chez ces malades à des états convulsifs dus à la présence d'une tumeur cérébrale. Nous avons noté plusieurs cas de mal de tête continu, avec exacerbations irrégulières, chez des épileptiques, et à l'autopsie on ne trouvait qu'une congestion plus ou moins marquée du cerveau et de ses enveloppes, sans traces de tumeurs intra-crâniennes. Cette céphalalgie se montre encore très-fréquemment au sortir des attaques convulsives, quand la stupeur se dissipe. Elle peut également se montrer pendant les accès incomplets, et une épileptique de la Salpêtrière, pressée de questions, alors qu'elle était en état de vertige, indiquait sa tête comme siége de la douleur. La céphalalgie peut enfin se montrer avant l'accès, comme prodrôme, ainsi que Herpin (de Genève) en a rapporté plusieurs observations. Déjà Cullen disait que l'épilepsie est très-fréquemment jointe au mal de tête, à la manie, à la paralysie et à l'apoplexie (Cullen, Paris 1819, p. 32).

Trousseau a essayé de rattacher la migraine aux affections dartreuses, goutteuses, rhumatismales ou hémorrhoïdaires. A notre sens, il serait plutôt permis de rattacher cet état, comme ceux que nous venons d'indiquer, tic douloureux, angine de poitrine, aux diathèses névrosiques, à la névropathie protéiforme de Cerise. La migraine est une affection tenace que tous ceux qui se sont livrés à l'étude de l'aliénation mentale ont fréquemment eu l'occasion de rencontrer chez les ascendants des malades, et même chez les malades soumis à leur observation, particulièrement chez les épileptiques. Il n'est pas rare, en effet, de voir l'épilepsie disparaître dans certains cas, et laisser à sa place des migraines plus ou moins violentes, qui conservent des caractères de l'affection qu'elles remplacent. C'est ainsi que M. le Dr Moreau cite, entre autres (4e obs.), un malade, X..., 16 ans, d'un tempérament scrofuleux, et qui était épileptique, avec affaiblissement graduel des facultés morales. Sa mère, étant jeune, a eu des convulsions qui, depuis bien années, sont remplacées par des migraines violentes, à la suite desquelles elle tombe dans une stupeur profonde. Son oncle maternel était sujet aux mêmes accidents. Nous pourrions citer une dame qui a présenté et présente des accidents identiques à ceux de la mère de X... La fille de cette dame a hérité des migraines de sa mère, mais n'a jamais eu d'accès convulsifs. Nous avons parlé plus haut d'une malade de la Salpêtrière qui, outre sa céphalalgie habituelle, présentait des migraines gauches revenant par secousses. De plus, on a encore signalé, à la suite des accès de migraine, des hallucinations et des conceptions délirantes qui établiraient un point de contact de plus avec l'épilepsie. Enfin, il n'est pas jusqu'au traitement qui ne puisse être invoqué à l'appui de cette manière de concevoir la migraine. Il y a quelques années, en 1868, un médecin militaire, le Dr Barudel, annonçait qu'il avait constaté l'utilité du brômure de potassium contre la migraine entée sur un fond d'anémie et accompagnée de troubles dyspeptiques. Les malades en éprouvent un notable soulagement, les accès sont moins douloureux, et leur sommeil devient paisible et réparateur. Tout le monde a été à même d'apprécier la justesse de ces observations, et aujourd'hui cette méthode de traitement est passée dans la pratique journalière.

Non-seulement les épileptiques présentent des troubles sensoriels, avec ou sans phénomènes douloureux, mais ces troubles peuvent aller jusqu'à l'abolition de la fonction. Et d'abord, pendant l'attaque, le malade voit sa sensibilité abolie, il tombe : « Amissis sensibus internis externisque, » comme dit Boerhaave. Mais il est une chose à remarquer, c'est que la vue et l'ouïe se troublent et disparaissent toujours avant l'intelligence, comme nous avons eu plusieurs fois l'occasion de le constater; et de plus, on a noté que la vue se perd toujours avant l'ouïe : chez quatre malades de Herpin (de Genève), la vue se perdait brusquement sans trouble préalable, l'ouïe et l'intelligence étant encore intactes. Certains malades éprouvent des bourdonnemeuts dans les oreilles, d'autres accusent une brusque occlusion des oreilles. Enfin, il est des cas rares et qui méritent d'attirer l'attention : telle est l'observation rapportée par Geebez dans les actes des curieux de la nature où l'épilepsie fut momentanément remplacée par la cécité (De epilepsia mira metestasi in repentinam cæcitatem et inesperatam visus recuperat). M. Moreau (de Tours) a, du reste, rapporté une observation semblable dans son traité de l'étiologie de l'épilepsie. Terminons en disant que Tissot, cité par M. Delasiauve (Tr. de l'épil., p. 141), a rapporté un cas de surdité alternant avec l'épilepsie durant dix-huit mois.

## QUATRIÈME PARTIE.

### LÉSIONS DE LA MOTILITÉ.

*A l'état d'exaltation.* — Nous avons déjà eu l'occasion de signaler plusieurs fois, dans le cours de ce travail, et particulièrement en parlant de la manie, l'état d'agitation extrême dans lequel se trouvent bon nombre d'épileptiques après leurs attaques; cette agitation apparaît, en général, progressivement à mesure que le coma et la stupeur consécutifs à l'accès se dissipent, et elle arrive rapidement à son summum d'intensité, c'est-à-dire à tout ce qu'on peut rêver de plus violent ; mais, en revanche, cette agitation maniaque si intense n'est que passagère et disparaît le plus ordinairement au bout de quelques heures ou de quelques jours, laissant les malades brisés par la fatigue et dans un état de prostration profonde. S. Pinel, dans sa pathologie cérébrale, avait déjà signalé les principaux caractères de cette exaltation : « De tous les maniaques, dit-il, les épileptiques, à la suite de leurs accès, sont ceux dont l'énergie musculaire est la plus indomptable, en ce que, privés d'intelligence, ils ne se laissent pas intimider par le nombre, ni par les menaces, comme certains aliénés furieux, auxquels il suffit d'opposer un grand appareil de force pour les calmer. »

En dehors de cette agitation maniaque, on peut rencontrer chez les épileptiques les formes les plus diverses de troubles de la motilité volontaire, aussi bien dans les grandes attaques que dans les accès incomplets. C'est ainsi qu'on a décrit l'aura motrice, cursive, giratoire; les malades, au moment où leur accès va débuter, s'élancent en avant ou reculent, ou tournent en rond (Axenfeld), et ce n'est qu'ensuite que la chute a lieu. Un épileptique de Bicêtre, étant dans un dortoir, au premier étage, se précipite vers la porte, franchit les escaliers d'un bond, se retrouve sur ses pieds, fait encore quelques pas et tombe enfin. M. Moreau (de Tours) en cite, entre autres observations, un cas bien net (Etiol. de l'épil., obs. 34). C'est un jeune homme de 20 ans, épileptique à 13 ans; mère morte phthisique à 29 ans; père ivrogne, violent. Avant l'accès, impulsions à courir droit devant lui, frayeur, cris, s'arrête tout à coup, tourne sur lui-même de gauche à droite et tombe foudroyé. Dernièrement, nous avons eu l'occasion d'observer, à l'Hôtel-Dieu, un peintre en bâtiments, atteint de coliques de plomb, et qui avait présenté de l'épilepsie saturnine : ce malade nous racontait qu'avant d'être précipité à terre sans connaissance, il était forcé de faire un demi-tour sur lui-même.

Quelquefois, prodromes immédiats de l'attaque convulsive, ces troubles de la motilité volontaire peuvent, dans d'autres cas, se manifester pendant les accès incomplets. C'est ainsi que Trousseau, qui dans ses cliniques a rapporté plusieurs cas de ce genre, cite l'observation d'un architecte qui, pris de vertige, courait précipitamment sur les échafaudages, en criant son nom d'une voix brève. De même Herpin parle d'un jeune homme qui, lorsqu'il était pris de vertige étant debout ou marchant, se livrait à une gymnastique des plus étranges : il faisait trois ou quatre gambades ou enjambées, d'une hauteur et d'une longueur extraordinaires. Un autre épileptique qui, dans ses attaques, tombait ordinairement en arrière, reculait dans ses vertiges. Enfin, chose plus curieuse encore, M. Lebret. dans les annales Méd. ps. 1869, rapporte l'observation d'un malade qui, tombé à terre, était pris de tournoiement suivant l'axe longitudinal du corps.

Nous avons maintenant quelques mots à dire de certains troubles que l'on a voulu rattacher à l'épilepsie larvée. Un beau jour, certains individus qui souvent n'ont présenté aucun accès convulsif antérieur, quittent leur domicile, sans motif aucun, errent loin de leur demeure pendant plusieurs heures, plusieurs jours, et même quelquefois des mois entiers. Rentrés chez eux, ils ne peuvent, avec la meilleure foi du monde, dire pourquoi ils sont partis et ce qu'ils ont fait, comment ils ont vécu. M. Legrand du Saulle a rapporté plusieurs observations de ce trouble singulier, et entre autres celle que nous avons citée d'un jeune homme de bonne famille qui, pendant ses absences, se livrait au vagabondage et au vol. — Un menuisier de Saint-Maurice présente parfois des troubles analogues : de temps à autre, sans rien dire à personne, il quitte tout à coup son domicile, abandonne femme et enfants, et va se placer à Paris, comme garçon d'hôtel ou dans toute autre position nullement en rapport avec son état de menuisier. Au bout d'un temps variable, il rentre chez lui, ne peut donner aucune explication, dit que c'est la faute de sa mauvaise tête, et promet toujours de ne plus recommencer.

Cet exemple présente une grande analogie avec le cas suivant rapporté par M. Legrand du Saulle :

Obs. LXIV K...journalier, âgé de 44 ans, sobriété exemplaire, marié, père de deux enfants, il a, dit-il, des lubies. « Je suis, raconte-il, bien tranquille quelque part, et j'y gagne honnêtement ma vie ; quand une lubie me prend, n'importe à quel moment, à mon travail, à mon souper ou dans mon lit, j'abandonne tout, femme, enfants, outils, argents, effets, et j'enfile le chemin qui est tout droit devant moi. Pendant tout le temps que cela me tient, je ne puis pas me raisonner, » et il rapporte alors qu'il a erré en Savoie et en Suisse, qu'il a été éloigné une fois de chez lui pendant 31 mois. Excellent ouvrier, il trouvait toujours de l'ouvrage et il se mettait en demeure d'amasser un pécule pour pouvoir prendre le chemin de fer et rentrer auprès des siens, mais avant qu'il possédât une somme suffisante pour son voyage, il était repris de son même accident intellectuel, partait et perdait tout.

On a voulu faire de ce trouble un signe pathognomonique de l'épilepsie larvée ; cependant nous avons eu l'occasion de rencontrer ce phénomène se produisant à deux reprises différentes chez un paralytique général, non enfermé dans un asile d'aliénés, ce qui ne veut pas dire qu'il ne présentait aucun trouble de l'intelligence, X... était mécanicien-chauffeur à l'imprimerie d'un de nos plus grands journaux. Un jour, étant sur l'impériale de l'omnibus, il fut précipité sur le trottoir, la tête la première. Il n'y eut pas de fracture, mais à la suite de cet accident le caractère fut profondément modifié, et X... fut obligé de quitter sa place de chauffeur, la trop grande chaleur le gênant, et de se faire cocher de fiacre. Une première fois, l'année dernière, il resta trois mois hors du domicile conjugal ; une seconde fois, il y a quelques mois, il fit une absence de cinq ou six jours, et on le retrouva errant autour de sa maison qu'il ne reconnaissait pas. Il ne donne aucun renseignement sur ce qu'il a fait pendant ce laps de temps, ni la cause de sa fugue : « ça me prend comme ça, dit-il, sans que je sache pourquoi ». Notons encore que chez ce malade arrivé maintenant à la seconde période de la paralysie générale, la puissance génitale est conservée, ainsi que sa femme nous l'affirmait. Comme étiologie chez lui, nous pouvons invoquer, croyons-nous, le traumatisme de la tête chez un sujet prédisposé par l'habitude qu'il avait des boissons alcooliques.

*Chorée.* — La chorée est une affection qu'il n'est pas rare de rencontrer dans les services d'enfants épileptiques, et dans les observations recueillies à Bicêtre dans le service de M. A. Voisin, nous trouvons cette manifestation notée plusieurs fois. Cela du reste n'a rien qui doive nous étonner : « La chorée est en petit ce que l'épilepsie est en grand, dit S. Pinel, c'est-à-dire qu'elle présente en abrégé et en peu de temps les lésions de mouvements qui sont profondes et incurables dans l'épilepsie (ouv. cité, p. 339) ». La chorée peut se montrer en même temps; d'autres fois se substituer à l'épilepsie, ainsi que Moreau (de Tours) en cite plusieurs exemples : Jossier, dix-huit ans ; à neuf mois, convulsions. — Épileptique. Maintenant, plus d'attaques mais mouvements choréiques. Son père et sa mère se sont livrés toute leur vie à l'abus des boissons alcooliques. — M. G. Sée a noté que les convulsions générales sont venues quelquefois compliquer la chorée, et qu'on les a vues en marquer le début.

Mais laissons encore une fois la parole à M. Maudsley : « La chorée, elle aussi, qu'on a bizarrement appelée une folie des muscles, est une affection nerveuse qui se montre parfois en relation étroite avec l'insanité ou l'épilepsie. Chez les enfants d'une famille où l'insanité a été fréquente, il n'est pas sans exemple de rencontrer des phénomènes morbides qui semblent des hybrides entre la chorée et l'épilepsie, ou entre la chorée et la folie, et qui aboutissent en dernier lieu à l'un ou à l'autre de ces paroxysmes, mieux définis, de l'action convulsive. Notons, en passant, que cette dénomination de maladies convulsives donnée à la chorée et à l'épilepsie, signifie précisément que ce sont là des affections dans lesquelles les centres nerveux présidant aux mouvements ont, par suite d'un désordre quelconque, perdu la coordination et la subordination, si manifestes dans leur fonctionnement à l'état sain, et ne développent qu'une action irrégulière, violente et pervertie. On pourrait de même, continue Maudsley, fort bien présenter la folie comme une chorée ou une affection convulsive de l'esprit... » (ouv. cité, p. 41). Notons encore cet affaiblissement de l'intelligence, trouble ordinairement transitoire, mais quelquefois définitif, que l'on peut observer chez les choréiques. Mais tandis que les convulsions de la chorée cessent généralement pendant le sommeil, c'est pendant la nuit que se produisent le plus souvent les accès d'épilepsie. Enfin, il est encore une considération qui tendrait à faire rapprocher l'une de l'autre les deux affections convulsives : Marcé a constaté chez les choréiques des troubles moraux ou intellectuels, dans les deux tiers des cas, dit-il, et entre autres la diminution de la mémoire, des hallucinations et même le délire maniaque. Dans un long article sur le trouble mental dans la chorée, où, aux faits exposés par Marcé, M. Delasiauve en a réuni beaucoup d'autres, on voit que, presque constamment, si les hallucinations méritent quelque attention, le fonds morbide se rapporte à la stupidité légère.

*Somnambulisme.* — Pour Maudsley, le somnambulisme est toujours un trouble qui dénote certainement l'existence d'une névrose très-voisine de l'épilepsie ou de l'hystérie, et c'est pour cela qu'en traitant de la folie épileptique, il rapporte, d'après les journaux américains, une observation d'un enfant somnambule homicide : cet enfant, pendant son sommeil et en état de somnambulisme, monta dans la chambre d'un autre enfant par une échelle et le tua. Mis en prison, il tomba une nuit dans le même état, s'empara d'un rasoir et essaya de tuer un autre prisonnier. A. Voisin (in dict. Jaccoud) a noté, d'après Herpin (de Genève), une sorte de somnambulisme, qui peut être diurne ou nocturne, chez les épileptiques. Il survient, à la suite des vertiges ou des absences, un état particulier dans lequel les malades exécutent une série d'actes automatiques plus ou moins compliqués : de même encore après les accès. Ainsi, Herpin cite une cantatrice de théâtre, qui prend une attaque dans son cabinet de consultation. Il peut la retenir sur son fauteuil, mais les convulsions terminées, et après un court coma, elle se lève et se met à se déshabiller. « D'autres fois, ajoute Herpin, le patient, avant de s'endormir, recouvre en apparence toutes ses facultés intellectuelles, répond nettement, etc., et cependant, au réveil, il ne conserve aucun souvenir de ce qui s'est passé. » Ne peut-on pas encore rapprocher du somnambulisme ces états nerveux particuliers que l'on a rattachés à l'épilepsie larvée, et dont M. Legrand du Saulle a cité plusieurs exemples ?

A côté des troubles de la vie de relation que nous venons de passer en revue, on a quelquefois l'occasion de rencontrer chez les épileptiques des troubles de certains appareils appartenant à la vie organique. C'est ainsi que Falret a décrit une variété d'épilepsie qu'aucun ouvrage n'avait mentionnée avant lui : elle consiste en une série de mouvements de déglutition, avec concentration et pâleur de la face, fixité du regard, dilatation des pupilles et suspension incomplète de l'intelligence (Annales méd. pr., 1843, t. II, p. 381). Herpin (de Genève) a, de même, noté le spasme pharyngé (*loc. cit.*, p. 183); enfin, un des malades de Legrand du Saulle présentait du hoquet.

Obs. LXV. Fonctionnaire d'un rang élevé, 50 ans, d'une intelligence au-dessus de la moyenne; c'est un homme très-estimé et de relations agréables. De temps en temps, tous les 40 ou 50 jours peu près, au moment où l'on s'y attend le moins, il pâlit, a le hoquet, se met à aboyer, prend à terre une attitude grotesque et invariablement la même. Dans des termes orduriers, il profère contre sa femme les plus terribles menaces de mort. Au bout d'un temps variable, qui oscille entre 10 minutes et 1 heure 1/2 ou 2 heures, il se relève, revient à lui, s'aperçoit qu'il a dû se passer quelque chose d'extraordinaire, se met à pleurer et demande pardon à sa femme. Cette scène une fois finie, il va à ses affaires, donne des ordres, va dans le monde, ou reçoit chez lui et personne ne se doute de rien.

*Asthme.* — Si, pour Bretonneau, l'accès d'asthme se produit par un mécanisme semblable à celui de l'épilepsie, ce qui est assez vrai, du reste, *mutatis mutandis* toutefois ; l'histoire des rapports qu'on pourrait établir entre ces deux affections est encore à faire. Trousseau, tout en montrant qu'un tuberculeux peut donner naissance à un asthmatique, et réciproquement, a cependant cherché à rattacher l'asthme à la diathèse herpétique, rhumatismale, goutteuse. Depuis, divers médecins anglais ayant guéri l'épilepsie par l'arsenic, on s'est demandé s'il n'y aurait pas des épilepsies de nature herpétique. Quoi qu'il en soit, citons l'observation suivante, due au Dr Cavalier, et que nous trouvons rapportée par J. Falret (p. 468, Arch. gén. méd., 1861).

Obs. LXVI. M. A... ancien militaire ; épilepsie ancienne, pas de vertiges, asthmatique... Les attaques étaient suivies assez souvent d'un accès de fureur, qui se développait presque immédiatement après l'engourdissement qui suivait les convulsions épileptiques. Un quart d'heure ou une demi-heure après l'attaque, il s'irritait brusquement et frappait tout-à coup ceux qui se trouvaient autour de lui sans alléguer de prétexte... cherchant toujours à faire beaucoup de mal, se roulant à terre en déchirant ses vêtements; n'a jamais cherché à se suicider. Aucune menace, aucune remontrance n'avaient d'influence sur lui : il semblait ne pas entendre, il ne paraissait alors avoir aucune hallucination, cet accès durait quelquefois 10 jours et même 15 jours. Il restait ainsi furieux nuit et jour sans dormir. *La violente dyspnée dont il était tourmenté d'habitude à la moindre fatigue, disparaissait malgré la vivacité de ses mouvements*, constipation légère, aucun phénomène critique au moment où le calme commençait à renaître. La tranquillité revenait très-promptement ; la disparition de la fureur était presque aussi rapide que son invasion. — Une fois l'accès passé, il n'avait conservé aucun souvenir de ce qui était arrivé pendant. Il n'a guère eu cette fureur qu'en 1843 et 1846, après cette époque diminution d'intensité et de fréquence des accès, progrès de la démence.

*Paralysie générale.* — Suivant l'ordre adopté par S. Pinel, nous aurions maintenant à nous occuper de la paralysie générale. qu'il range dans les lésions de la motilité à l'état d'affaissement. Mais dans l'état actuel de la science, faisons remarquer combien il est difficile de fixer les rapports qui existent entre d'épilepsie et la folie paralytique. Au premier abord cependant, rien de plus simple que de différencier ces deux affections, dont l'une est une névrose, c'est-à-dire, ne présente aucune lésion nécessaire et constante, et dont l'autre est caractérisée au point de vue anatomique par une meningo-encéphalite diffuse. De plus, il semble que, dans la pratique, la paralysie générale des aliénés, qui est la seule dont nous ayons à nous occuper ici, présente un délire tellement spécial, qu'il soit hypocondriaque ou mégalomaniaque, qu'elle doive toujours être] facilement différenciée du mal comitial. La chose n'est pas toujours aussi facile qu'on le pense généralement, car il faut savoir que si les convulsions épileptiformes se montrent fréquemment pendant la période d'état de la folie paraytique, on les observe fréquemment pendant la période initiale aussi bien du reste que dans la période ultime de la paralysie générale.

Les rapports entre les deux affections peuvent être envisagés de deux façons différentes : d'une part l'épilepsie peut se terminer par la paralysie générale : « dans la 3e période, dit Morel, de St-Yon (ouv. cité, p. 702), on voit l'épilepsie perdre de plus en plus son caractère délirant pour venir se fondre dans l'universalité des symptômes qui signalent la démence et la paralysie générale ». M. Lunier croit aussi que la paralysie générale consécutive à l'épilepsie n'est pas très-rare. Enfin le Dr A. Voisin, a prétendu (in Dict. Jaccoud), que les lésions à l'épilepsie ancienne étaient identiques aux lésions de la paralysie générale. — D'un autre côté, certains auteurs ont soutenu que l'épilepsie qui pouvait se montrer dès l'enfance, n'était qu'un symptôme de l'évolution, à travers la vie, de la paralysie générale qui ne se montrait que dans l'âge mûr. De plus, le Dr Billod a fait observer, avec beaucoup de raison, à notre avis, que le vertige épileptique et l'épilepsie larvée sont souvent les symptômes précurseurs de la démence paralytique. Quoi qu'il en soit, il sera quelquefois très-difficile, même après la mort, de dire à laquelle des deux affections on a eu affaire. Telle est par exemple l'observation suivante due à S. Pinel (p. 359).

Obs. LXVII. Un jeune homme de 14 ans, Louis Meunier, était épileptique depuis trois ans; les accès sont rares, mais très-violents; ils durent plusieurs jours sans interruption. A la suite du dernier accès qu'il éprouve, on remarque que sa langue est tremblante, qu'il parle avec une difficulté extrême, que sa démarche est incertaine et ses réponses incohérentes; ordinairement quelques jours suffisent pour le rétablir complètement de ses accès, mais cette fois tous les symptômes de paralysie générale et d'incohérence intellectuelle persistent; il est amené à Bicêtre trois semaines après l'invasion de la maladie, le 13 mars 1838. Il meurt cinq mois et demi après son entrée, et à l'autopsie on trouve les lésions caractéristiques de la paralysie générale.

Nous faisons encore remarquer, en terminant, qu'un grand nombre de paralytiques généraux et d'épileptiques, présentent des antécédents alcooliques.

*Hémiplégie et paraplégie.* — Nous n'avons que peu de choses à dire des paralysies qu'on observe fréquemment chez les épileptiques, et, dont nous avons signalé plusieurs exemples chemin faisant. Il est probable comme le fait remarquer Valleix, que ses paralysies sont moins le fait de la névrose elle-même que des congestions répétées des centres nerveux et des lésions qui en résultent. Nous en avons, il y a quelques années, observé un remarquable exemple chez un hystéro-épileptique de la Salpétrière.

Obs. LXVIII. — Victorine D..., 23 ans, écuyère au cirque Franconi. A son entrée à la Salpétrière dans le service de M. A. Voisin, on constate qu'elle est sourde et muette, et que de plus elle est atteinte d'hémiplégie droite et de paraplégie.

On avait essayé, mais en vain, tous les moyens pour faire disparaître ces paralysies, on s'était servi de décharges électriques en différents points du corps, et sans succès ; quand 10 jours après son entrée dans le service, à la suite de contrariétés (une infirmière lui avait donné un soufflet), elle éprouve une attaque hystéro-épileptique qui se termine par des pleurs ; un quart d'heure après elle se lève et se met à marcher. Le lendemain, on observe quelques mouvements choréiques dans les muscles du cou et de la face. Quelques jours après, tourmentée par une fille de service, elle entre en fureur, pousse des cris, et est prise d'une seconde attaque convulsive. La crise terminée, la malade avait recouvré l'usage de la parole et de l'ouïe et elle racontait ce qui lui était arrivé : le cirque dont elle faisait partie était à la gare Saint-Lazare sur le point de partir pour passer en Amérique. Le directeur de l'établissement l'avait envoyée chez un changeur avec une forte somme, quand elle fut prise sur le boulevard d'une attaque, avec perte de connaissance complète. Elle ne revint à elle que plusieurs heures après : elle n'entendait plus, ne pouvait parler, et en outre était paralysée. Elle racontait en outre qu'étant au Hâvre, quelques années avant, elle avait était prise d'accidents cataleptiques et qu'on avait été sur le point de l'enterrer, la croyant morte.

Cette observation est remarquable par la multiplicité des troubles nerveux présentés par une même malade. Une malade de Bonnet avait été cataleptique avant d'être épileptique. Cette transformation se trouve indiquée dans quelques auteurs, et Valleix, par exemple, signale la gravité plus grande du pronostic de la catalepsie, quand cette affection se transforme en mal comitial.

*Hystérie.* Certains auteurs décrivaient autrefois l'épilepsie hystérique ou utérine, l'hystérie épileptique, le point de départ étant supposé exister dans l'appareil utérin. Nous ne pouvons signaler tous les travaux qui ont été faits sur ce point. Disons seulement qu'Andrée a signalé l'hystérie comme le fréquent prélude des convulsions épileptiques : Bouchet et Cazanvieilh rapportent différents cas de ce genre, et entre autres celui d'une femme dont le haut mal fut précédé d'attaques hystériques mélangées d'aliénation. Pour M. Axenfeld, l'hystérie est une complication fréquente qui se rencontre une fois sur cinq, sur un nombre donné de femmes épileptiques. Enfin le Dr Moreau (de Tours) a appelé l'attention sur la tendance de l'hystérie à se transformer en hystéro-épilepsie (Ann. méd. per. 1867, p. 133).

« L'hystéro-épilepsie, dit A. Foville, présente deux variétés principales : 1° celle dans laquelle les malades sont affectés tantôt d'accès épileptiques et tantôt d'attaques hystériques, ces deux sortes de crises convulsives restant toujours distinctes les unes des autres et ne se produisant pas simultanément : celle dans laquelle les malades sont affectés de crises convulsives complexes constituées par le mélange des symptômes propres aux accès épileptiques et aux attaques d'hystérie » (observations d'hystéro-épilepsie chez l'homme. »

A. Foville présente comme résumé de son remarbuable mémoire les conclusions suivantes : L'hystéro-épilepsie à crises complexes est caractérisée par le mélange, dans un même accès convulsif, de périodes hystériques reconnaissables à la clonicité des mouvements et de périodes épileptiques reconnaissables à la tonicité, d'abord continue, ensuite rémittente, des muscles convulsés; » et il ajoute : « l'hystéro-épilepsie n'a été jusqu'à présent décrite que chez la femme; elle peut exister aussi chez l'homme. Les quatre observations rapportées dans ce travail le démontrent » (loc. cit. p. 24).

Nous terminerons ce travail en mentionnant sans nous y arrêter, certains troubles de la myotilité que l'on peut rencontrer chez les épileptiques : c'est ainsi qu'on observe fréquemment chez un même malade le délirium tremens et l'épilepsie alcoolique ; dans d'autres cas on a signalé le tremblement, l'épilepsie et le délire mercuriels ; enfin on observe assez fréquemment le tremblement saturnin et l'épilepsie saturnine qui elle-même peut être suivie de fureur, comme nous en possédons un exemple remarquable. Enfin on a décrit l'ergotisme convulsif. Parler des rapports de ces tremblements avec le mal comitial serait faire l'histoire des épilepsies par intoxications, et tel n'est pas le but que nous nous sommes proposé.



Paris. — A. PARENT, imprimeur de la Faculté de Médecine, rue M.-le-Prince, 29-31.

www.ingramcontent.com/pod-product-compliance
Ingram Content Group UK Ltd.
Pitfield, Milton Keynes, MK11 3LW, UK
UKHW020417230726
13925UKWH00004B/1483

9 782014 068863